艺味庖厨

杨周彝 著

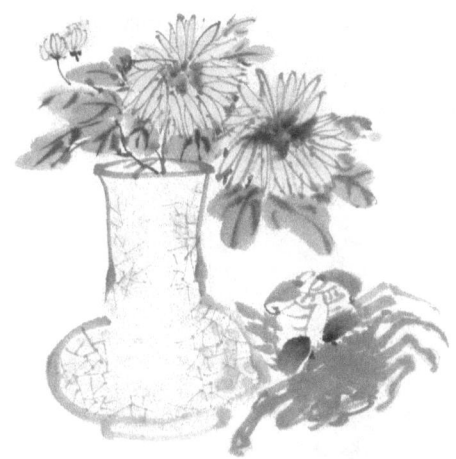

壹嘉出版

壹嘉出版
1 Plus Books
http://1plusbooks.com

作者：杨周彝
书名：艺味庖厨
Copyright © 2023 by 杨周彝

2023 1 Plus Books® 壹嘉出版® Paperback Edition
Published and Printed in the United States of America

ISBN: 978-1-949736-76-2
All rights reserved, including the right to reproduce this book or protion thereof in any form whatsoever.

出版人：刘雁
封面设计：王烨
定价：$19.99
San Francisco, USA , 2023
http://1plusbooks.com
email: 1plus@1plusbooks.com

目录

自序	i
前言：型男的厨房　何菲	iv
凉拌一夏	1
冰镇小龙虾	7
乡居飨客	10
小年夜聚会	15
毛脚上门记	19
风雨夜宴	21
炖煮高压锅	25
赣菜异趣	30
蟹粉大馄饨	34
新年佳肴	39
腊味过冬	44
食事"酱"湖	46
欲善厨艺，必先利器	49
菜场攻略	54
江河湖海四鲜烩，初春食鲞正当时	58
夏日风情：糟货	60
入秋时令美味	63
挤出时间，去玩	67
黄梅天私厨记	70
汤与羹	73

腌笃鲜和咸菜豆瓣酥	78
18条黄瓜的生日宴	83
不景气时期如何省钱	87
酷夏	89
一不留神，得了个烹调奖	94
居家菜出新	99
美味伴侣：香料	104
创意半成品	109
小火炖融东坡肉	113
踏青野餐去	117
屋里厢造"洋饭"	120
"少许"的学问	122
东海寻味	126
菜卤蛋与开洋香干	129
漫谈笋干	132
"水滑"	135
江南中秋赏月美味	141
豆制品，禅意深深的东方料理	144
入冬食补	147
自制"素酸奶"	151
试水潮州菜	155
烤箱，妙不可言	159
文物级别的点心：定胜糕	164
饭瓜塌饼	168
海内有逐臭之夫	171
"珍珠烙"	174
香菇黑木耳栗子鸡	177
自制乳腐鲜辣香	180
春蔬滋味长	183
鲅鱼饺	187
创新调味品：咸蛋黄酱	189

酒香草头和腌金花头	193
老卤炖美味	196
油氽一切	199
小宝贝的早餐	202
宝宝爱吃的晚餐佳肴	206
自制消暑美味	209
"库存食材"的创意烹饪	212
巧用厨房利器	215
毛豆馅水饺	218
变寻常食材为经典美味	221
让美食增色	224
自制美味酱核桃	227
巧吃蚕豆	230
收干汤汁：普通食材做出美味的诀窍	233
举办家宴的经验	236
茶馔美味	239
白卤	242
家常美味的探索与实践	244
炭火正旺	247
美味的脆哨	250
妙用空气炸锅	253
三十多人的家宴	256

自序

中华文化中，餐饮美食是不可或缺的重要组成部分，上至王侯将相下至士绅商贾文人学士，往往食不厌精脍不厌细，追求色香味形的极致。遇上兵荒马乱改朝换代家道中落，子孙多少会承传上辈细腻超凡的味觉系统，以及自幼耳濡目染的佳肴印象。

近代美食名家梁实秋、王世襄、唐鲁孙、逯耀东、江献珠、邓云乡、林文月、赵珩，回溯身世皆非同寻常，或皇室后裔官宦世家或书香门第富商巨贾，他们家境殷实，能够经常出入食肆饭庄，或在家中亲自下厨宴客，进而把饮食感觉鼎镬秘技转化为文字，再辅以名人轶闻佳肴典故，即成精彩美食记忆，往往令读者垂涎神往。

本人亦然。祖籍宁海，显祖杨君锡以卜者为业，乾隆年间落户松江张泽南村，经过砚岩、成嘉、德新、茂林、锦良、云亭、小云、凤仪、纪璩，到本人已十一代。

咸丰年间长毛肆虐，江南一带为祸最烈，满目疮痍一片萧条，人口锐减，田产甚廉。先祖颇具经营头脑，频频购地置业，传至七代祖云亭公，田产3000亩，俨然一江南乡绅矣。

中国历来有"富不过三代"之传代定律，到曾祖一代，几房兄弟抽鸦片赌叶子，家产很快耗尽，父亲杨纪璩就此成为劳动阶层了。父亲毕业于东亚体专，解放前在上海教书，土改时因祸得福，阶级成分评为

"小土地出租",据称可归入"中农"一类,属执政党"团结对象"。

外公李介之在松江经营百年杂货店"李万泰",抗战前小有名望,惜毁于"八一三"倭寇侵华战火。后到上海余大证券公司任职。母亲自幼生活很殷实,锦衣玉食谈不上,但精致饮食生活习惯却保留至今。

松江秀野桥下四鳃鲈,江南第一名鱼,历朝贡品。在外婆家,却是家常菜。母亲偶尔提及:"四鳃鲈不能红烧,火腿鸡汤炖好烧开,四鳃鲈杀好洗净放进去汆一下就吃,伊歇辰光呒啥稀奇,屋里厢经常吃的。"

上世纪五六十年代的上海知识家庭,生活大概可以划入"小康"范畴的。母亲心灵手巧勤劳持家,我家日子比邻居比同学要略微舒适一点,精致一点,讲究一点,包括吃。

以炒虾仁为例,母亲一向只选活河虾。1977年,同学许君家里落实政策退还一笔巨款,邀我到福州路杏花楼小聚,点了一道清炒虾仁。举筷入口,即觉味道有异,叫来服务员问道,这是什么虾仁?对曰,海虾。我十分诧异,炒虾仁怎么能用海虾?服务员反过来窃笑本人孤陋寡闻,其实,我家清炒虾仁,一定用河虾,这就是我家的美食之道。

插队10年,正逢文革,极左思潮全国泛滥,到处"割资本主义尾巴"。我插队的山村,盛产茶油,因"以粮为纲",不准农民搞副业,油茶山杂草丛生而荒芜,吃油都成了问题。

现在谁有"三月不知油味"的经历?

我有过。那日子不好受。连续几个月的紫大头菜加山泉拌冷饭,真真把人吃得眼睛发绿。彼时本人,1米79,体重仅104斤,腰围一尺九,比现在名模还要苗条,但胃口始终绝佳。1977年我与同学爬拖拉机到100多里外的樟树镇看电影"瓦尔特保卫萨拉热窝",在街头饮食店看到久违的油条豆浆,两人买40根油条4大碗豆浆,风卷残云,顷刻而净,旁边的老表看得目瞪口呆。

每次回沪探亲,天目路老北站出来直奔饮食店,一块零八分,一斤二两粮票,12个大肉包子下肚,才心满意足地回家。

二

79年知青大回城，回沪知青80多万。我舍弃公社中学班主任职务和40多元月薪，也回到上海。父亲1975年病逝，母亲1976年退休，我为糊口进建筑公司，当工地杂务工。半年后考取教育学院，后来多次换岗，最终选择了决策咨询工作。

我们的研究项目，很多为内地省市地县政府委托，30多年来跑遍全国。各地风味美食确实异彩纷呈：成都的开水白菜坛子肉、南昌的泥鳅豆腐三杯鸡、西双版纳的香茅烤鱼炸蜂蛹、杭州的龙井虾仁爆鳝背、南通的河豚刺身清蒸刀鱼、三亚的黑山羊文昌鸡、呼和浩特的烤全羊奶皮子、黄河壶口的槐花饭靠栳栳、伊犁的羊杂碎面肺子、长汀的土笋冻大地鱼、延边的炖狗肉野山蘑、林芝的石锅鸡松茸汤、深圳的沙蚕生蚝、北京的酱肘炒肝、武汉的豆皮三蒸，都给我留下深刻印象。

近二十年来与上海一伙喜欢食新食异朋友到处找有特色的饭店尝新，跑遍无数家大小餐厅；加上每年出国旅游品尝异域美食经历，遂成为我取之不尽的居家烹调灵感。于是，厨房即为买汰烧空间，餐桌遂成色香味展台，时时呼朋邀友来家小酌借机献艺，在朋友的褒贬声中多年历练，倒也无师自通地掌握一套不入流的野路子厨艺，加之行走神州异域耳闻目睹美食趣闻奇人逸事，每有一得，即笔录成文。

好友何菲，《食品与生活》杂志特邀责编，连续10余年经常下达天马行空颇具创意的美食命题作文指令，一接电话，丝毫不敢怠慢，立即放下手头工作，殚思竭虑星夜赶工，交卷后释然。

2018年开始，应《食品与生活》社长都卫先生邀请，在该杂志开辟厨艺专栏，每月一篇烹饪心得，日积月累集腋成裘。从这个角度看，这本集子是被逼出来的，故在此特向何菲和都卫致谢！

杨周彝　庚子金秋

前言：型男的厨房

记得前年杨周彝获得专业机构颁发的烹饪大奖，他的参赛作品由18种菌菇构成，点睛之笔是运用了新鲜松茸。

那天清晨5点，他就起床熬一道神秘高汤，9点半带着食材和高汤衣冠楚楚驾车赴赛场，在评委、观众和媒体的瞩目下，淡定掌勺，结果连菜带汤全被扫荡殆尽。

当我致电祝贺时，杨周彝正在西班牙自驾游。这让我想到我第一次吃西班牙伊比利亚火腿的情景：那年他以每个6000元人民币的价格背回国两个后，私底下与包括我在内的几位友人分享，佐以桃乐丝酒庄的红酒。他教导我：这种火腿取自以榛子为食的小型黑毛猪的后腿，是生食的，现切现吃。它不像吃金华火腿时大刀阔斧一阵猛斩，而是用一把小尖刀慢慢刨下来，当感觉那一薄片散发着干果香味的、丰腴咸鲜的生猪肉在舌尖缓慢融化时，好像一整片树林的芳香都渗透在火腿细腻的纹理中，忽而馥郁，忽而幽婉，忽而温醇，忽而清扬，最美妙的人生体验不过如此……他喜欢卷蜜瓜吃，而我喜欢干嚼。

杨周彝常邀气场投合的好友去他家小聚，聚时必精心构思菜谱，亲自下厨展露身手。在他的厨房里，我见到世界各地千奇百怪的调味料、锅具与刀具。他也曾送我一把西班牙刀和一个快速醒酒器。他是我认识的友人中最懂得吃的人之一，为各类报刊撰写过美食文章百余篇，更难得的是身为老饕的他绝非笔上美食家或是美食体验家，他经常写美食笔记，也擅长摄影，是操作派，亦是随性派。我品尝他亲自且独自庖厨的家宴不下十次。因为住得近，有时他研发出三两小菜，会装在玻璃乐扣盒骑车送到我家给我品尝，笑眯眯地看着我吃得陶醉，会禁不住揶揄：你最有吃福！

杨周彝不是厨师，而是在政府机关从事决策咨询工作的上海男人。阅历丰富，见多识广，性情直率，思维快到惊人。江西插队十年，做过赤脚医生。作为毛脚第一次上门时，头一件事就是用铅丝板刷把堵塞的煤气灶眼一个个捅透，然后投丈母娘和小姨阿舅们的喜好，用了5小时烧了荤素10个吃工夫的菜。效果可想而知，后果却十分严重。婚后太太只下过一天厨，饭菜无法入口，他忍无可忍，接过锅铲，成了专职火头军，一干30年。

男人下厨，在国内农耕色彩浓郁的地方至今仍羞于启齿，可这正是海派文化的特色之一：爱家疼老婆，注重生活趣味。传统观念认为女人做饭是天职，男人则是客串。但天职可能习惯于思维定势容易墨守成规，客串往往不会循规蹈矩、亦步亦趋。从这个角度看，男人下厨更易创新出彩。杨周彝视烹调为工作之余的乐趣而非苦差，用他的话说，"厨房是洗切烧空间，餐桌为色香味展台，太太儿子媳妇是第一评委，时时呼朋引伴来家小酌借机献艺，在褒贬声中多年历练，无师自通地掌握一套不入流的野路子厨艺。"

前阵子《舌尖上的中国》受全国吃货们的热捧，他的理解是以"鸡、劳、堡、客"和盒饭拉面火锅果腹度日的人们，开始厌倦外食，想重回厨房了。这是好事。

坊间曾有不少年轻人炫耀婚后数年未进过厨房，这首先是对中华传统家庭文化的背离，因为餐桌是能让阖家乐趣凝神聚气的所在，且餐馆菜肴往往油盐糖脂四高，不利健康且开支巨大。再者，许多亲情浓郁的家传菜，也会淡出我们的记忆。

与那些只谈美食经历与感受的书不同，本书所录一百多种菜肴汤羹点心，皆出自杨周彝的亲手炮制且受到好评。有一次我母亲参照他的《自制开胃辣酱》如法炮制，的确味道一流，从此成为杨粉。之前她也曾参考过不少人的文章，效果常常不尽如人意。我告诉母亲个中奥秘：不少美食家其实晚饭是在家里吃泡饭酱瓜的。杨周彝做菜坚持平民化原则，食材是普通的生鲜菜蔬、鸡鸭鱼肉、菌菇瓜果，不用燕鲍参翅。他还擅长使用洋食材和各种洋调味品、香料，如何"化西为中"做居家美馔，也是本书特色之一。

杨周彝祖籍松江，祖上富足殷实，抗战前经营百年老店"李万泰"，江南精致饮食习惯保留至今。外婆和母亲的烹调手艺高超，他自幼耳濡目染，对家传菜肴有深刻体悟。书中家常菜，或传承于外婆母亲、或借鉴于各地风味、或取经于名师大厨、或浏览于美食名著，通过实践创新，因地制宜，融合为居家烹调的简便技艺，使读者一看就懂、一学就会。更难得的是，书中提到的不少美食观实在、可亲、接地气，且不乏批判精神。比如他写到自己最初喝红酒时，"一面翻开红酒鉴赏家们的专栏，仔细想象他们对某种红酒奇出怪样的描述，一面战战兢兢地啜饮一口，闭目寻找'淳朴而优雅的麝香猫、皮革、李子及野蘑菇的气息'，但冥思苦想半天，根本找不到。后来才发现，国外品酒家们在同一场合试同一品酒，对酒的感觉描绘叙述大相径庭绝不雷同，张三说'浓郁的烟草味'，李四则断言'新鲜皮革味'，王五语惊四座'陈年地毯味'，反正死无对证，敢说就行。喝了十多年红酒，我豁然省悟，尽信书不如无书！"

他有句名言深得人心：太太哪怕只小自己一天，也是要当女儿来养的。30年来，小他一岁的太太，被他滋养成职场巾帼英雄和俗世生活里不老的传说，而他依旧毫无倦态，玉树临风。

我从未觉得不进厨房的男人很酷，只懂赚钱无暇亲子的男人亦乏味，把生活工作化的男人只配孤单。我父亲退休前工作繁忙，应酬颇多，但凡有空，定会钻进厨房炮制美食。他会用五小时炖个罗宋汤，使其充满你中有我我中有你的灵性，蒸鱼煮虾火候控制精准，芥兰码得根根一般长，对米的微妙口感差别很是敏锐，如此的烹调是有了酒意的。

李安成名前一直在家当煮夫，最拿手狮子头。后来他几乎每年拍一部片子，一出门就是几个月，他总会自己揉面提前做好几百个饺子冻在冰箱里给老婆备着。他有句话说得实在：男人的最内在是女人。

在微博上，我常看到几个男女切磋厨艺。有人发美食贴，熟男甲会评论：在做开洋老抽蒸老蛋时，要加几滴老式菜油，会非常香。针对刀豆腊肉焖面，熟男乙强调：面要控干，千万要控干，不带一点水，一丁点都不能。这些熟男皆是上海男人。他们的光芒在平凡生活中闪耀，适合日常的工作生活场景。他们年轻时也曾向轰轰烈烈的人生做些微试探，成熟时会越来越接地气知冷暖懂局限，中看中用又合时宜。

最后说一句，宣扬"君子远疱厨"的男人其实自信不足，担心七尺之躯一旦入厨，苦心经营的硬朗形象会立刻崩溃。事实上，厨房使用的最高境界是属于雄性的，它是检测男人阅历与心智的考场，展现悟性与修为的舞台，使男人渐渐懂得五味调和，知冷知热，大味若淡，心静如水。

何菲

凉拌一夏

一

俄罗斯电影《西伯利亚理发师》里有一幕场景，冰天雪地零下二三十度的莫斯科河畔，老毛子们眉毛头发挂满冰霜，雪地里摆出长桌开冷餐会，他们一面跳舞唱歌，一面满杯痛饮冰冷的伏特加、啃着嚼着冰冷的酸黄瓜、冰冷的肉肠、冰冷的面包……

此情此景，在中国，除了拍电影，相信只有神经病才会这样干。

老外一年四季喝凉水饮冰啤开冷餐派对，这与他们以肉奶为主食的饮食结构有关，肉奶性燥，久食脾胃肝肠湿热积聚，冷食能降火去燥。

与老外不同，中国人的味觉和胃口，传承于农耕社会，随季节和气温而转换。

寒冬腊月，北风呼啸大雪纷飞之夜，备妥温热的酒壶、滚烫的红焖羊肉、什锦火锅、粉皮鱼头煲、碧绿的塌棵菜炒冬笋，荠菜豆腐羹、水芹香干，邀一二知己围炉小酌，那是人生快事。

但是，如果在盛夏酷暑，家里停电空调休息，天热心烦胃口欠佳，请朋友挥汗如雨吃上面这些热酒热菜，谁会有胃口？这时，就需要各种应时凉菜佐酒下饭了。

烈日西下，趁着习习凉风，浓绿的树荫下摆个小桌，香椿咸蛋黄拌豆腐、胭脂风鹅、糖醋黄瓜、香茜顺风、茼蒿松仁拌香干、芹菜蛋丝、花生米拌海蜇……再佐以大杯冰镇啤酒或干白葡萄酒，冰冻百合绿豆汤、冷馄饨，面对如此美食，一天的疲劳暑热会立马顿消，胃口大开，酒兴勃发矣。

二

凉菜人人会拌，但水平高低口感味觉各有不同，主要秘诀，在于**选材、加工、搭配和调味**这四个环节。

首先是选材。

拌凉菜主角是蔬菜瓜果豆制品，鸡鸭鱼肉往往充当配角。

可做凉菜的蔬菜瓜果不计其数，但一定要新鲜，最好是当日采摘的。

然后是加工。

加工不外乎**洗浸、氽烫、盐腌、蒸煮**几种。

有些菜蔬需经滚水氽烫，如芹菜、菠菜、马兰头、鸡毛菜、荠菜、刀豆、豇豆、竹笋、黑木耳、崇明金瓜等等。

氽烫大有讲究。

锅子要大而深，水要多，要大火煮滚，还要加一调羹盐——滚水加盐氽烫蔬菜，能够保持碧绿色彩；

要根据不同食料掌握氽烫时间，这是凉拌菜成功的关键之一。

菠菜、马兰头、鸡毛菜、芹菜、荠菜等绿叶菜，入滚水氽烫片刻（最多15秒）就要用漏勺捞出，迅速用自来水冲凉，再用冷开水漂过，然后挤尽水分，切成碎末。

如果氽烫时间过长，叶菜变黄变酥软，凉拌菜的神韵就荡然无存矣。

但是，有些菜蔬如刀豆、豇豆、竹笋、黑木耳、崇明金瓜，氽烫时间要延长，至少数分钟，因为这些菜不能生吃，一定要烫熟，但又不能过熟，这需要在实践中逐渐掌握。

有些食料可洗净直接凉拌，如香菜、黄瓜、西红柿、生菜、扁尖笋、海蜇、京葱、青蒜、木瓜、草莓、水蜜桃、甜瓜。

洗净凉拌的程序很简单，叶菜去黄叶老叶、瓜果剥皮取肉，扁尖海蜇冷开水浸泡数小时换数次水，去除咸味和明矾味，然后根据需要切块或切丁切条备用。

有些菜蔬生吃比较涩口，如莴笋、萝卜、卷心菜、大白菜等等，需要用盐"暴腌"后凉拌，能够去除苦涩味，增加脆性。

暴腌是江南土话，即盐腌数小时。

程序是把食料切片或切丝，放入容器，加适量盐（略感咸味即可），用手搓揉搅拌至食材变软，然后用一块数公斤重的卵石压在食材上面加快挤压出水分和苦涩味——这是很少有人知道的秘技，用卵石压过的食材，会更脆爽更可口。

每次请朋友吃饭，我的腌黄瓜、拌莴笋、辣白菜、葱油萝卜丝都极受欢迎，原因就是我用一个清朝石秤砣压在暴腌的菜蔬上面。

有些则需要蒸煮至熟才能入菜，如马铃薯、嫩玉米、茄子、毛豆、新鲜蚕豆瓣、荸荠、鸡蛋、咸蛋、南瓜、冬瓜、咸肉、火腿、风鹅、咸鸡、板鸭。

这就需要用蒸锅蒸煮，以熟为度。

第三就是搭配了。搭配讲究色彩、配伍以及最终效果。

不是所有凉拌菜食料都可以随意排列组合的，比如萝卜丝拌辣白菜、风鹅拌茄子、西红柿拌扁尖、腌黄瓜拌水蜜桃等等，好比领带配长衫、牛仔裤配旗袍，不伦不类。

许多凉拌菜都有"老搭档"，例如菠菜马兰头加麻油拌香干开洋，绿白黄相间，色彩就先胜一筹，然后菜的爽脆、香干的软韧、开洋的咸鲜、麻油的浓香，那是绝配。

当然，可以进行新食料的搭配尝试，前提是相得益彰而不是相形见绌。这要对食材的特性有深入了解。例如，我就创造了一款凉拌菜，**柚子双松**。

第四，调味。凉拌菜的食料备妥后，调味决定成败。

最常用的调味品，是酱油、麻油、醋、白糖、胡椒粉、蒜蓉，然后就是地方风味浓郁的花椒油、辣油、辣豆豉、花生酱、芝麻酱、沙茶酱、橄榄油等等，这要根据凉拌菜的食料构成以及个人偏好进行排列组合。

同样原理，凉拌菜调味也有传统的搭配，不同搭配，会形成不同风味。

例如拌黄瓜，腌制后的黄瓜，挤干水分，适量加麻油和淡酱油，这是江南最常见最传统的做法。

不用酱油麻油，改为白糖和醋，就是糖醋黄瓜，也是绝佳搭配。

腌黄瓜加蒜蓉、辣豆豉，则成为四川风味的凉拌菜了。

三

介绍几款非常容易在家自制的可口凉拌菜。

1. 香椿咸蛋黄拌绢豆腐

绢豆腐是日本工艺，非常嫩滑，菜场有售。

初夏，香椿头上市，菜场有售。

绢豆腐一盒，熟咸蛋一只、腌香椿头一束。

绢豆腐用刀划成小块，香椿洗去盐切碎，咸蛋取蛋黄切碎，一起放入碗里，倒麻油，拌匀即可。

2. 柚子双松

柚子肉 300 克、椒盐松仁 50 克、福建肉松 50 克、橄榄油一调羹约 20 克、绵白糖约 10 克。

柚子去皮去核取肉，掰成小块，放进一个大碗，再放入松仁、福建肉松、白糖和一调羹橄榄油与柚子肉拌匀，然后装盆。

柚子肉的酸甜、椒盐松子的特有清香、福建肉松的鲜美丰腴，三种不同口感融合后，形成一种特殊的绝佳风味，尤其适合菜肴丰盛的酒宴，加工非常简单，一学就会。极受朋友欢迎，许多人当场请教配方和制作过程，成为他们的拿手菜。

在创制过程中，我曾经用过太仓肉松，但这种肉松太干，缺少福建肉松的油性，难以起到锦上添花的效果，故改用福建肉松。

3. 文武笋

这是典型的江南凉拌菜，即莴笋拌竹笋。

江南把莴苣称为莴笋。莴笋去皮切成滚刀块，用盐暴腌3小时；新鲜嫩竹笋去壳，切成滚刀块，开水氽熟。把莴笋竹笋放入容器，加入酱油麻油拌匀即成。

两种笋合拌，绿黄相间，文武相佐，非常清鲜。

4. 芹菜蛋丝

芹菜一斤，去叶洗净滚水氽烫后切成寸段；

草鸡蛋4只，略放盐打成蛋液；

平底锅放极少量油，油热后倒入蛋液，转小火，轻轻旋转锅子，摊成极薄的蛋皮，蛋皮凉后切成寸段细丝；

把芹菜与蛋丝加入适量酱油麻油，拌匀即可。

5. 暴腌卷心菜

卷心菜去老叶，切成碎片，新鲜红辣椒4只切成碎末；把卷心菜辣椒末加少量盐，用手搓揉拌匀，放入容器，上压石块，腌制5小时后，取出挤干水分，再拌酱油麻油，一盘红黄相间的凉拌卷心菜就上桌了。举筷一尝，脆爽鲜辣，别具一格，完全不同于炒熟卷心菜的味道。

暴腌卷心菜可适当多腌一些，放入冰箱冷藏室，可吃数日。

6. 香茜拌顺风

顺风就是猪耳朵。

腌腊店买咸猪耳1枚，洗净后煮熟、切丝；

香菜半斤，去黄叶老叶，洗净，冷开水过一遍，切成碎末，

顺风与香菜放入容器，加适量橄榄油、胡椒粉、拌匀即可。

7. 绿豆芽拌南风肉

南风肉是初夏上市的介于金华火腿和咸肉之间的腌肉，比咸肉鲜，比金华火腿便宜，腌腊店有售。

南风肉一块约3两，煮熟切丝；绿豆芽半斤，开水氽烫一下。

二者加橄榄油拌匀即可上桌。

8. 苦苣色拉

苦苣是近几年引进的洋蔬菜，生青碧绿，口感爽脆微苦，做凉拌菜绝佳。

我家有菜园，种了一畦苦苣，摘一小篮，洗净再用纯净水冲一遍，香蕉、苹果、牛油果切丁，倒入沙拉酱拌匀，味道甜酸微苦，口感绝佳。

9. 水果拼盘

只要应时水果，蜜瓜、樱桃、香蕉、猕猴桃、圣女果、草莓、蜜梨、香蕉、牛油果均可，随意搭配。

水果洗净去皮切成片或块，放入容器，放冰箱冷藏，食时加甜炼乳（超市有售）拌匀即可。

这几款凉拌菜，食料随处可买，技术难度极低，不会烹调的人都可以按图索骥地操作。在盛夏，如果一身大汗回到家中，桌上已摆上凉拌菜冰啤酒和绿豆汤，还会打电话叫又油又腻的"鸡劳堡客"果腹么？

冰镇小龙虾

一

小龙虾是最近十几年开始流行的夏季大众美食。

它的最大特点，是平民化佐酒佳肴。与其他所有虾类不同，通常的虾类，龙虾、斑节虾、沼虾、河虾、基围虾、白米虾，位居餐馆菜谱上层，各种虾通过白灼、油爆、清蒸、焗烤、去壳虾仁快炒等等，在餐桌上承担佐餐菜肴功能，食客们极少会对着单独一大盆油爆虾大嚼的。

但小龙虾就可以。夜幕降临华灯初上，中国几乎所有城镇的街头大排档小餐馆，饕餮们围着餐桌面对的往往是满脸盆艳红的小龙虾，一杯杯冰啤，持螯大嚼，开怀畅饮。

美食要是火了，谣言就应运而生。在小龙虾风靡华夏大地以后，关于它的各种传闻在网络上随时可见，最出名的是声称小龙虾是二战时日本人用来处理中国人的尸体的，外国人不吃……其实这种谣言不经一驳，事实早已明证，欧美老外吃小龙虾比我们早得多。西欧市场每年的消费量约为6万~8万吨；美国一年的消费量为4万~6万吨；瑞典是小龙虾的狂热消费国，每年进口小龙虾达5万~10万吨，该国甚至有传承百年的小龙虾节。

2018年世界杯，中国为了让俄国球迷大快朵颐，快运了10万只湖北小龙虾到俄国，结果一抢而空。

小龙虾已成为我国大量出口欧美的重要淡水水产品。我国2016年小龙虾饲养面积900万亩，产量近百万吨，除了出口数万吨，剩下的全部内销，毫无疑问，中国是全球小龙虾生产和消费第一大国。

小龙虾的做法丰富多彩，香辣、麻辣、爆炒、红烧、酱爆、椒盐、糟卤都可以，为了佐酒，通常不会做得很咸。

其实，小龙虾外形魁梧，可食用部分不多，通常去头去壳，就吃一小段虾肉，因此，朋友聚会吃小龙虾，上桌就是10斤，不过瘾，再来10斤。

举办家宴，小龙虾亦可上桌，先一大盆艳红小龙虾，大家喝啤酒白葡萄酒，加上其他佐酒下饭菜肴，餐桌的视觉形象非常棒。

二

前几天宴客，做了冰镇小龙虾，端上桌顷刻而尽，朋友们称远比外面的好吃，纷纷打探做法，我毫无保留地公布烹制要诀：

到菜场买最大的活龙虾10斤——今年小龙虾价格不便宜，最大个头的10斤350元，几乎与基围虾平起平坐了。小龙虾绝对不能买死的，一定要活的，死龙虾吃了会食物中毒。

回来倒入水斗冲尽泥污，然后用板刷一只只仔细刷干净，**同时扭去虾尾，会带出一条乌黑的虾肠**，再冲洗一下，彻底洗净。洗净的标准是：水斗放水，倒入小龙虾，用漏勺搅动，水是清澈的，如果水略浑，一直冲洗到水清为止。

刷小龙虾要戴上厨房橡皮手套，小龙虾的虾螯非常厉害，手指被钳到，一定出血。

炒菜锅放一斤食油，煤气开大火，油热后放入几片生姜、一调羹花椒，再倒入一半小龙虾煸炒，等虾壳变红色，用漏勺舀入容器，再煸炒剩下的一半小龙虾。

完成后，倒去锅内剩油，洗锅后放入大半锅水，不放盐，放入花椒、茴香、桂皮、百里香（各5克）黑胡椒颗粒（二调羹），白酒一两，水沸后倒入另一半小龙虾，盖上锅盖大火煮十分钟舀出。

继续倒入剩下的小龙虾煮十分钟舀出。

糟卤3瓶，倒入10升乐扣盒，再加一调羹味精或鸡精调鲜，再倒入一调羹黑胡椒颗粒。

把10斤小龙虾倒入乐扣盒，倒入凉开水至盒沿----由于全部用糟卤浸渍口感偏咸，加凉开水会使小龙虾淡一些，更鲜。

乐扣盒盖紧，放入冰箱冷藏室，上午做的，晚上吃正好。

如果没有大乐扣盒，用其他容器亦可。

这种冰镇小龙虾，糟香浓郁，咸鲜入味，虾肉很有咬劲，与冰镇白葡萄酒或啤酒堪称绝配。而且很适合在家里自己做。

乡居飨客

周五,正在办公室对着电脑挖空心思咬文嚼字地写一篇研究报告,太太电话指示来了:"明天去淀山湖。"

我家在青浦淀山湖畔有一乡间小屋。

"几个人?"我问,因为要根据人数决定菜单。

"12个。"

这次搞大了。以前一般就是六七人。

匆匆搁笔,先拟菜单和采购清单。一点半,去家乐福和菜场采购。

我买了一条牛尾和洋葱、土豆、胡萝卜、火腿脚圈、牛肉碎末、绢豆腐、麻油、娃娃菜、活鲫鱼、活基围虾、香葱等一大包原材料,回家开始准备。还有许多菜,要明天早晨动手。

菜单是预拟的,临时调整。

凉菜6个:

辣白菜

娃娃菜加鲜红椒切碎用少量盐腌一晚,明天上桌时用白醋、糖和现熬的热花椒油拌匀,非常爽口;

糟基围虾

基围虾剪去须爪,锅内放水、花椒、葱结、生姜煮开,虾用白酒拌一下放入煮熟,凉透以后倒入糟卤,冰箱冷藏室糟一夜,明天吃;

葱烤鲫鱼（见后文）

风鹅

腌腊店买半只咸鹅，洗净，用大锅盛水煮熟，手撕成条状装盆。

茼蒿拌松仁香干

茼蒿菜一斤，摘去老叶和根，洗净，大锅烧开水，沸腾后倒入茼蒿氽20秒，捞出用冷开水冲凉，挤干切成碎末，再挤干一次，然后拌入椒盐松子和切碎的香干2块，用精盐麻油拌匀即可上桌。

雪里蕻咸菜炒毛豆

金黄色的雪里蕻咸菜半斤，洗净切碎，新鲜手剥毛豆半斤，鲜红辣椒6只切碎，毛豆洗净起油锅煸至皮起皱，在另用油锅煸炒雪里蕻和辣椒，再放入毛豆略炒片刻，稍加水煮3分钟即可起锅。

热菜10个

红酒焖牛尾（见后文）

鲜菱炒肉片

金泽镇毗邻淀山湖，这几天菱藕刚上市。有一种外壳鲜红的嫩菱，农妇们一面剥壳一面卖，6元一斤。鲜菱非常好吃，微甜清香满口，把它切成薄片炒肉片，一绝。

芹菜炒花枝片

花枝片就是新鲜的乌贼鱼片。

乌贼洗净切片，欹花刀，然后起油锅放入姜末大火煸炒断生，在另起油锅煸炒芹菜，再放入乌贼片同煮片刻，调味上桌。

青椒肚片

熟食店买半斤猪肚，切片与青辣椒同炒。

南风肉煮百叶结

南风肉是介于火腿和咸肉的中间产品，价格低于火腿但风味远胜咸肉。

南风肉切成麻将牌大小，厚约半公分，用开水略氽一下，再用土鸡汤煮熟，加入百叶结同煮数分钟即可，红白相间，百叶结吸进南风肉与鸡汤的混合鲜味，清香软腴。

清蒸鲳鱼

鲳鱼很大很新鲜，一斤半，舟山朋友送的。

洗净，白酒擦洗鱼身，用盐略腌，蒸锅烧开水，大火葱姜蒸12分钟，再加蒸鱼豉油和熬熟的热油上桌。

藕饼

鲜藕去皮横切成薄片，猪肉糜加黄酒、精盐、糖、酱油、葱末搅拌起劲，鸡蛋三只打匀，加葱末、盐和适量鸡精和水，再加入面粉搅成糊状；把肉糜夹在两片藕中间，外面裹上面糊，放油锅炸熟，佐以镇江香醋，下酒最好。

土鸡火腿脚圈汤

太太的同事张君，家住商榻，离小屋仅数公里，张君带来家养的土鸡、丝瓜、豆角、10斤自留地摘的鸡毛菜，一堆糯玉米和新鲜香菇。我用土鸡加火腿脚圈炖了一大锅鸡汤，炖烂的土鸡，盛在大海碗里蘸酱油吃。

鸡枞菌炒丝瓜

云南特产店买来的鸡枞菌炒刚摘下的嫩丝瓜，褐绿相间，鲜辣清甜，大受欢迎；

麻婆豆腐

牛肉末加郫县豆瓣煸炒，再加入鸡汤绢豆腐。

主食：

鸡毛菜香菇肉馄饨

6斤鸡毛菜开水氽后挤干切碎，鲜香菇一斤切碎、肉糜2斤，榨菜一包，馄饨皮5斤，大家一起动手，做了200多只馄饨。然后鸡汤下馄饨。

餐后甜点：

银耳水果羹

这次来了两对夫妻加孩子，外加太太同事4人。

太太的几个年青同事，已共事近20年，亲如家人。他们来小屋度假，有个先决条件：我必须在，否则，一个个找借口推脱，原因不语自明。

星期六上午，太太开车，我带了十几个乐扣盒和两大包菜，还有一个滑轮箱，里面放了20罐朋友送的"台湾啤酒"和几瓶红酒、白葡萄酒和各种烈酒。

从上午开始，钟点工帮忙洗菜切菜，我骑车去金泽镇采购馄饨皮、藕、鲜菱和其他东西。

沪青平公路边有大片葡萄园，刚摘的葡萄，鲜嫩欲滴，蜜甜，3元一斤，买一大袋。

下午4点，客人陆续来到，先分配房间——他们今晚留宿，然后到湖畔林荫道散步，再后来回来吃鲜葡萄和煮玉米，看电视、打麻将，7点开饭。

这顿饭整整吃了3个小时。我每端上一道菜，介绍一番，都会引起一阵惊叹。

这批朋友，都是见多识广的，有一位外派法国数年，他们几乎吃遍上海餐馆。

但今晚，他们没有停过筷子。

现在的年轻人，真懂厨艺的不多，因此我有了充分展示的机会，同时还要不断介绍某个菜的烹调要点："蒸鱼，要看鱼的大小厚薄，通常从8分钟到12分钟，再长时间，鱼肉就老了。另外，前期处理也很重要，鱼要绝对新鲜，肚子里的黑膜一定要剥干净，然后用白酒涂鱼身内外，再用花椒粉和细盐擦一遍，这样，鱼就一点不腥了。

"许多菜，靠临场发挥。这道鸡枞菌炒丝瓜，就是即兴作品。通常是丝瓜炒蛋。丝瓜嫩绿、鸡蛋黄色，凑在一起缺少色彩对比，用鸡枞菌炒丝瓜，鸡枞菌红褐色，丝瓜翠绿，两种色彩对比就很显目，而且鸡枞菌的口感比较韧，丝瓜爽脆，一个微辣一个清鲜，形成互补了。"

等等等等，不一而足。看他们和她们神态，有惊讶有赞叹有恍然大悟，我一天劳累顿消！最后，端上水果羹。

太太同事、娇小玲珑的小朋友R小姐，为保持身材，一直坚持节食，今一反常态，开怀大嚼。饭后她坐在沙发上苦着脸对我说："杨老师，我已经无法弯腰捡起掉在地上的杂志了！"

太太宣布，下周、下下周、再下周，都有小屋聚会，我差点昏过去，还要连续作战呢！

想想有些后怕——拟菜单就颇费踌躇要考虑调和众口，采购更累，然后还要洗切配，最后还要挥汗如雨地烧炒炖煮，整个过程，至少一天半。

幸亏，来客们非常自觉，都挽袖相助，从井台洗菜到端盘子收拾餐桌洗碗整理厨房，总算为我纾危解困，否则，下周就是每人一碗咸菜肉丝面了！

小年夜聚会

旅美朋友葛文浩君携太太回沪过春节，逮到这个机会，决定小年夜家宴招待，展示一下厨艺。

同时邀请六位朋友一起来凑热闹。

因为是过年，所以必须按照过年的习俗备妥东西。

拿出家传的老古董"九子盘"——这是江南过年的红木果盒，里面共有9个瓷碟，放9种蜜饯干果：香榧子、拷扁橄榄、嘉应子、糖冬瓜、糖莲心、话梅、佛手果、蜜杨梅、陈皮李。

龙井加檀香橄榄泡盖碗茶，叫元宝茶，讨口彩。

菜单亲自精心拟定并自己全程买汰烧。

八个凉菜

1. 柚子双松

2. 熏鱼

活青鱼中段，切成薄片，起油锅炸透，然后浸入自制调料——酱油、白糖、一滴醋、葱结、桂皮茴香，一起烧开。刚炸好的青鱼片浸入调料片刻，再取出即可。

3. 冬笋银丝芥

这是江南过年的一道开胃菜。冬笋一只切丝，胡萝卜一根切丝，银丝芥一斤洗净切寸段，冬笋和胡萝卜先起锅煸熟，然后起油锅煸炒银丝芥,再放入冬笋胡萝卜丝一起翻炒,加入镇江香醋、白糖,炒熟冷却后再加橄榄油拌匀。

4. 新风鳗鲞

菜场购风鳗一斤,洗净,加黄酒隔水大火蒸 15 分钟至熟,凉后剥去鱼皮,手撕成小块,佐以镇江香醋。

5. 酱萝卜

白萝卜去皮切片,用盐和白糖腌制 2 天,再取出吹干,然后用自制酱料:六月鲜酱油加白糖和八角煮开,凉后浸制一天即成。

6. 手剥笋

嫩竹笋带壳用盐水煮熟,吃时剥去笋壳,非常清鲜。

7. 凉拌海蜇

8. 糟河虾

活河虾一斤,淡盐水煮熟,冷后浸入糟卤,糟香扑鼻。

八个热菜

1. 腌笃鲜

海外朋友吃不到这道菜,所以特地准备:竹笋已上市,竹笋(千万不要弄错,不是冬笋)一斤、肋条一斤、咸肉半斤、百叶结半斤。

竹笋切滚刀块、鲜肉与咸肉切 2 公分大小块状,百叶结开水汆一下。

鲜肉下锅,开水汆去血水,咸肉用热水洗一遍,然后同锅加水至满,炖到九分熟,再加入竹笋同炖 20 分钟,用勺撇净汤上浮油,再加入百叶结炖 5 分钟即可。

2. 红烧羊肉

崇明山羊是江南特产之一,不带膻味。江南吃羊肉,羊肉都带皮的,增加了羊肉的丰腴口感。6 斤羊肉切块,滚水汆过,然后加冰糖、酱油、雕王黄酒、桂皮茴香和半个橘子皮,焖煮 3 小时,等肉烂脱骨即可。

3. 荠菜冬笋

这也是过年菜。荠菜一斤切碎,冬笋一只切滚刀块,用水汆熟,与荠菜一起大火煸炒，冬笋玉色、荠菜碧绿，清鲜爽口。

4. 粉皮鱼头煲

活大花鲢头一只3斤，对剖开，洗净，起油锅两面煎一下，然后放入陶煲加红辣椒、酱油、黄酒，高汤炖煮一小时，再加粉皮2张撕成小块、黑胡椒颗粒、青蒜，又辣又烫，非常吸引人。

5. 蟹粉菜心

上周朋友送了20只大闸蟹，全部出了蟹粉，做了300只小馄饨，留了部分蟹粉炒菜心。

6. 大丰收

红薯、山药、荸荠、慈菇、玉米、板栗一锅蒸熟。

7. 清蒸东海鲳鱼

8. 生煸海瓜子

海瓜子是一种小型贝类，极鲜，大火快炒，是最好吃的下酒菜。

点心两道

1. 蟹粉小馄饨

2. 桂花赤豆莲心羹

餐后水果拼盘

美国樱桃、莲雾、猕猴桃、草莓、苹果、圣女果、鲜龙眼加蜂蜜和炼乳拌匀。

餐酒

1. 山西太谷的"怡园酒庄"红酒——被多份国际葡萄酒杂志评为中国第一红酒

2.10年陈"塔牌"雕王

3. 自制梅酒

6点，朋友陆续驾临。

非常高兴，非常感动，朋友们非常铁——今天是小年夜呢！

先喝元宝茶，吃点干果蜜饯，然后入席。

几位女士颇青睐我自制梅酒，用小杯斟上，同时喝怡园的"梅鹿"。

席间，欢声笑语不断。

高潮是在著名的蟹粉小馄饨端上来的时候。

葛君称,已经想了2年了。

有朋友称不吃馄饨,但在薄如绉纱的皮子里隐隐透出的金色蟹粉的引诱下,尝后也赞赏有加。

临走,女士们对那盘水果沙拉意犹未尽,每人舀一大口才告辞!

十分难得的小年夜。

连战的表妹、台湾大学中文系教授林文月经常家宴饗客,台静农、孔德成、林海音、杨牧等著名作家文人经常在她家享用她亲手做的各种精美菜肴。最近,读她的《饮膳札记》,有一段话特别能够表达我的心情:"宴客的乐趣,其实往往在于饮膳间的许多细琐的记忆当中。岁月流逝,人事已非,有一些往事却弥久而温馨,令我难以忘怀。"

毛脚上门记

解放后的很长时期，实行低工资高就业政策，上海亦然。

那时上海大部分都是双职工家庭，最辛劳的是主妇，忙碌工作一天，下班回家还要为全家买汰烧，非常辛苦。

一些心灵手巧的妈妈们，例如我母亲，能够在当时缺油少肉的环境下，巧手烹调，做出可口的饭菜点心。

三年自然灾害时期，供应极为短缺，过年没有做汤团的芝麻，母亲在夏天即未雨绸缪，把吃黄金瓜剩下的籽洗净晒干包好放石灰缸，到过年时取出文火炒熟，再用石磨磨成细粉，拌入少量白糖猪油做成馅心，口感竟然直逼黑洋酥！

耳濡目染，也逐渐学会烧菜做饭干家务，小学四五年级，我已经开始帮母亲洗被子扫地擦桌，早上5点钟到菜场排队买小菜，傍晚到幼儿园领妹妹放学，烧饭做菜，家务事做得十分娴熟。

插队十年，与太太已确立恋爱关系，1979年回城，终于等来丈母娘召见毛脚的那一天。

丈母娘也是职业女性，服装厂会计工作极忙，她不善烹调，结果4个孩子也颇得嫡传，烧出的饭菜仅能果腹而已。

记得那天丈母娘亲自下厨，忙了一天。

太太家住闸北石库门三层阁，用油毛毡在亭子间顶上的阳台搭了间小厨房，煤气火只有绿豆大小，炒出的青菜一股生油气，红烧肉很硬，清蒸白鱼土腥味强烈，白斩鸡根本咬不动。但这是丈母娘第一次面试毛脚，我只能硬着头皮狂吃，她不断往我碗里挟菜，我还要不断恭维叫好，这顿饭，吃得印象深刻，至今难忘。

回家路上，我对太太说，姆妈太忙，她烧饭我心里过意不去，下次我来烧饭如何？

太太在江西早已领略我的烹调手艺，回家跟老妈一说，丈母娘欣然同意。

第二次上门，我头一件事就是清理煤气灶，用铅丝、板刷把堵塞的灶眼一个个捅透，灶面的油垢用小刀加碱水刮净，煤气灶的火喷涌而出。

然后，用自己的肉票蛋票到菜场买菜，回到她家，对丈母娘说："姆妈，今朝侬休息，让我来试试。"

岳母眉开眼笑，进房间看9英寸电视播放的"姿三四郎"去了。

太太洗菜，我上灶。

事先打听过丈母娘和小姨阿舅们的饮食喜好，我烧了葱烤鲫鱼、油爆虾、红烧蹄膀、塌棵菜炒厚百叶（她们常州家乡菜）、闽生果（去衣花生米油炸后冷却，用冷的熟猪油加五香粉、绵白糖、细盐拌，口感鲜甜香脆，但较油腻，现在已被淡忘。）清蒸鳜鱼，盐水鸭（老鸭煮熟，少量鸭汤加盐、黄酒、花椒、味精收干）、炒鳝糊，荠菜冬笋、花菜肉片共10个菜，整整5个钟头。

这场家宴，效果是可想而知的，连小姨阿舅都对我美言有加了。

但后果十分严重。婚后，太太假装下厨，烧出的饭是夹生的，菜咸得无法入口，我忍无可忍，走进厨房："去去去，还是我来吧。"她趁机溜出厨房。从此，我成了专职火头军，一干就是40年。

逢年过节，我还会家宴款待岳母一家。老太太年近九旬，经常念叨，我几个女婿都好，大女婿顶好。

风雨夜宴

上周就与四位朋友约定，周六来我家小聚。朋友来头不小，都是吃遍上海滩的美食家。

美女何小姐，知名作家，新媒体资深高管；

叶、徐两位美女，财经教育频道著名主持人，粉丝无算；

实业家陈君颇有建树，电光源上市公司董事长，自己还开海鲜酒家，门庭若市。

首先准备菜单。对这几位资深吃货，必须扬长避短，弄几道饭店餐馆见不到的美食，才能让他们眼睛一亮：松仁苦苣、盐水豆荚、紫苏凉拌黄瓜、古法茶蛋、糟香黄鱼、盐焗草虾、红酒牛尾、老卤猪肚、油焖茭白、青椒茄子、雪菜毛豆、松茸土煲鸡，生煎馄饨。

天不作美，周五开始天空阴沉豪雨绵绵。

周六清晨6点，冒雨开车到七宝农贸批发市场采购。半小时搞定，把帆布滑轮车塞得鼓鼓囊囊，一回家即开始下厨：

活草虾剪须洗净，用一调羹白酒和少量花椒粉腌制10分钟，烤盘垫铝箔，加1公分厚花椒盐，上面铺一层吸油纸，把虾整齐码平，盖一层吸油纸，再铺上盐，入烤箱220度25分钟，一盘色泽艳红、香气四溢的盐焗草虾完成了。

大锅开水煮沸，切成大块的带皮牛尾入锅汆去血水洗净，然后把牛尾放入电子高压锅，加百里香、黑胡椒碎粒、香叶、陈皮、大蒜粉、一只切碎的洋葱，半瓶智利红酒、老抽、一块红糖，焖炖一小时。

去壳鹌鹑蛋一斤，洗净入锅，加一小包乌龙茶，桂皮茴香香叶适量，老抽3调羹，少量盐，水加至锅沿，小火焖煮一小时。

家里有一片菜地，种了不少蔬菜瓜果包括苦苣。

阿姨冒雨到菜地摘菜，须臾满载而归。

苦苣中含有维生素，胡萝卜素，分别是菠菜含量的2.1和2.3倍。苦苣嫩叶中<u>氨基酸</u>种类齐全，且各种氨基酸之间比例适当，还含有腊醇、<u>胆碱</u>、<u>酒石酸</u>、<u>苦味素</u>等物质，是新流行的生食蔬菜。

上海餐馆已经有苦苣上桌，但颇贵，一小盘35元。

我的凉拌苦苣，加松仁、牛油果丁、再用酱油麻油拌匀，口感爽脆清香，一大碗上桌。

为满足家人挑剔的味蕾，备老卤一罐，这罐老卤已保存一年半，这次卤猪肚，耗时约2小时，猪肚色泽艳红、肉香扑鼻，软糯鲜腴。

新鲜小黄鱼3斤，去头去内脏去鳞，洗净，白酒一两花椒粉少许拌匀，开大油锅炸酥脆，浸入糟卤，即成糟香小黄鱼。

青椒紫苏，都是现摘现炒，这种清鲜是任何饭店都做不到的。

紫苏在我国种植近2000年历史，主要用于药用、油用、香料、食用等方面，嫩叶可生食、作汤，茎叶可淹渍。近些年来，紫苏因其特有的活性物质及营养成分，成为一种倍受世界关注的多用途植物，经济价值很高。

花园墙角遍栽紫苏，摘嫩叶拌黄瓜，一股特殊清香为拍黄瓜增色不少。

朋友赠广东清远土鸡，一大把林芝松茸片，陶瓷煲炖煮一小时，鸡汤清鲜松茸幽香，堪称佳品。

菜备妥，天不作美，大雨倾盆，五时许，三位嘉宾冒雨到。

见到一桌盛馔，朋友们赞叹不已。

开茅台和十年陈波特酒各一瓶，斟酒入杯，家宴开始。

美女对轻咸鲜甜的盐焗草虾尤其青睐，我披露秘诀：烤箱铁盘铺满花椒盐，然后垫一层吸油纸，再铺草虾，上盖吸油纸后再铺盐。这两层吸油纸是成功关键，不铺吸油纸，草虾直接放盐中，会非常咸。

陈先生好肉，对老卤猪肚情有独钟，我告诉他，老卤由八角、桂皮、山楂、陈皮、香叶、冻顶乌龙、黑胡椒、罗勒、百里香、雕王和上等老抽构成，卤猪肉、排骨、猪肝、牛肉、老鸭、土鸡。每次卤毕，用滤网筛去香料渣滓，放冰箱冷藏保鲜，基本一星期卤一两次，每次再添香料和酱油黄酒，卤越陈越香鲜，放几块兰花豆腐干，卤出来都满口肉鲜。

红酒牛尾也颇受欢迎。

我告诉他们，牛尾一定买整条带皮的，三四斤重，剁成大块，炖煮后胶原蛋白极为醇厚，肥美膏腴，这道菜，我是在香港美食家蔡澜的"粗菜馆"学来的。

凉拌苦苣极受欢迎，一大碗不够，再上一大碗。

女嘉宾能饮，这是朋友聚会的最高境界也是男士们梦寐以求的。

叶主持喜茅台，何美女更青睐醇香浓郁的波特酒，窗外风雨大作，席间笑语不断，举杯畅饮，谈天说地，真是人间乐事。

阿姨端出吱吱作响焦黄的白菜松茸榨菜肉馅生煎馄饨，佐以镇江陈醋，非常诱人。

边吃边聊近2小时，陈先生到车上取一包食材和一瓶法国西拉红酒，亲自下厨做一道海鲜醒酒汤。

一刻钟，鲜红姣黄道醒酒汤上桌，香气四溢。陈先生详细介绍他的绝活：用鲜蛤蜊、鲜鲍、豆芽、干丝煸炒后，加适量红辣椒粉、香醋，以高汤氽熟即成。

入口尝之，果然酸辣鲜香，提神醒脑，不愧名师杰作。

开红酒，再举杯畅饮。

雨越下越大，我非常感慨："今天各位能光临寒舍，我非常感动。诚所谓'最难风雨故人来'，非常贴切。只有真正的好朋友，才有如此境界，感谢各位，我再敬一杯！"

何小姐不愧专业作家，觉得这句话很精彩，问出处。

我答道："这是清朝大学者孙星衍的一副名对，上联是莫放春秋嘉日过，下联就是最难风雨故人来。"

大家点头称是。

徐小姐出差西安，因暴雨航班延误，无法莅席，连连道歉。美女们故意频发桌上佳肴微信照片馋她。

我边对他们说，边发微信给徐小姐："等大家有空再来，我专门请徐小姐"。

10点半，大家微醺，家宴结束。

陈先生非常细心，微信招代驾，须臾车到，在倾盆大雨中挥手告辞。

炖煮高压锅

一、小火炖美味

如何做出一道道色香味俱全的佳肴，是居家烹饪面临的头等大事。

对美味而言，色香主要满足视觉与嗅觉的感受，"味"才是佳肴的精髓。为什么说"美味"而不说"美色"、"美嗅"？就是这个道理。

食材加工，简称烹饪，通常由刀工、火工等构成。而火工，是决定美味成败最重要的基础。

家里的煤气火头远不能与饭店喷火灶相比，因此"热锅快炒"是居家烹饪弱项，居家烹饪的首选技艺是利用煤气灶的特性，小火炖煮。

一碗红烧肉或老鸭煲，如果红烧肉皮硬肉老、老鸭煲的鸭子筷子都戳不动，这两道菜肯定火工欠佳、炖煮时间过短，火候没到。

小火炖煮，往往时间很长，一旦因为上网聊天、看欧洲杯或青歌赛忘了时间，直接后果就是汤汁烧干、食材烧焦，接下来就需要用钢丝球洗洁精擦洗漆黑的锅子，而且满厨房焦毛味连脱排油烟机几天都难以消除。

有没有解决办法？有。那就是高压锅。

高压锅的原理很简单，因为水的沸点受气压影响，气压越高，沸点越高。在气压大于1个大气压时，高压锅把锅内的水和食材紧密地封闭起来，水受热蒸发产生的水蒸气不能扩散到空气中，只能保留在高压锅内，就使高压锅内部的气压高于1个大气压，也使水在超过100℃沸腾，这样高压锅内部就形成高温高压的环境，高压锅就是利用这个原理设计的，其最大特点就是大幅度缩短炖煮时间。

与普通锅子相比，高压锅的食材炖煮时间可缩短至少三分之二，例如香菇芸豆炖猪脚，要炖到豆酥肉烂，普通锅子至少三四个小时，而用高压锅炖煮，先大火煮到限压阀冒气，然后转绿豆大的小火，保持高压阀微微颤动，40分钟即可成功。

二、选购

目前市售的高压锅，分普通铝合金压力锅、不锈钢复合底铝合金压力锅、不锈钢压力锅、电压力锅4种。普通铝合金压力锅的重量轻、传热快、价格便宜、表面有氧化铝层防腐蚀（忌破损）、可以用冷水快速冷却，使用年限按每天使用1小时计算，其使用寿命为8年，不适合电磁炉。

不锈钢复合底铝合金压力锅与不锈钢压力锅一样适合电磁炉，同时具备普通铝合金压力锅的优点，明火使用时忌大火、底部防止快速冷却防止不锈钢复合底变形脱落。

不锈钢压力锅价格昂贵：耐热、美观、不易和食物中的酸、碱、盐起反应，一天一小时使用年限是10年左右，适合电磁炉，在煤气炉、电炉上容易变色，不可以用冷水快速冷却、不合适煎熬中药。

电子高压锅使用方便，具备保温功能，内锅可以取下更换。可以智能无水炖鱼炖肉，可以自动断电会一直间隔加热保温。涉及到线路老化问题不像高压锅使用年限长。但电压力锅外壳能保温，能效自然比传统压力锅高。在购买时，宜选购名牌，建议买不锈钢的，比较结实耐用。

三、使用诀窍

很多人不敢使用高压锅，害怕会像炸弹一样爆炸。

我从1970年代就开始使用匈牙利进口高压锅，由于掌握高压锅特性，从未发生过任何事故，其实，高压锅爆炸的事例非常少，远远少于每年煤气热水器造成的人身伤亡案例。高压锅是我家厨房不可或缺的利器。

高压锅由锅身、锅盖、易熔片、放气孔、限压阀和密封胶圈、以及放气通道组成。

易熔片的安装是为了防止安全阀出现故障而起备用保险作用的，它是用熔点较低的铝合金材料制成的。一旦安全阀失效，锅内压强过大，温度也随之升高，当温度达到易熔片熔点时，再继续加热易溶片开始溶化，锅内气体便从易熔片喷出，使锅内压强减小，从而防止爆炸事故的发生。

1. 擦油

未经使用的新锅，密封圈弹性较高，将锅身的上、下面加少量食物油，以利于初次开合。每次使用前应将锅盖、锅身及手柄等清洗干净，便于合盖。

2. 放食物

放食物时，食物和水均不得超过锅容量的五分之四，对较易膨胀的食材如海带、芸豆、绿豆、玉米等，不应超过锅身的一半；加水到锅内的标志线，不要高于标志线，也不要过少，过少容易烧干。

3. 合盖

合盖前应先检查排气管是否畅通，防堵罩清洁，安全阀是否完好。

4. 加温

将限压阀扣到排气管上合盖后用大火加温，随后浮子便会升起，直至排气管"嘶嘶"排气后，可改为绿豆大的小火，保持限压阀微微颤动即可。

5. 冷却，放气

烹调完毕后，可在室温下进行自然冷却，如要立即食用，可把高压锅放入水槽，开自来水进行强制冷却，见排气管没有蒸气排出，浮子落下，即可按逆时针方向开盖，若浮子未落下，证明锅内尚存压力，切勿强硬开盖。

6. 买一只定时器

定时器利用发条原理，可任意设定时间，到预定时间蜂鸣器就会响起来。

高压锅小火炖煮，按照炖煮要求设定时间，然后放在身边，这样即使离开厨房去看电视上网，蜂鸣器一响，时间到，再去厨房关火、冷却高压锅，问题就解决了。

四、高压锅食谱

通常，容易煮熟的食物例如鱼虾、童子鸡、里脊肉、鸡蛋、蔬菜无需高压锅焖煮。

高压锅"专啃硬骨头"：牛筋、牛腩、银耳、黑木耳、猪脚、老鸭、老母鸡、黄豆、绿豆、赤豆、芸豆等干豆之类，普通锅子难以快速炖烂的食材。

推荐几款用高压锅炖煮的美味：

1. 香菇芸豆炖猪脚

干香菇 50 克，水发后洗净、剪去老根。

猪脚 2 只，剁成大块，用一调羹白酒拌匀去腥，然后用滚水氽 2 分钟，氽去血沫。

干芸豆 250 克，洗净。

三种食材放入高压锅，加黄酒 500 克、酱油 100 克，花椒十几颗，再加水与锅内食材平，煤气开大火煮沸，仔细撇去浮沫到汤清，再旋上高压锅盖，等限压阀喷气，改绿豆大的小火，炖煮 40 分钟后，高压锅放水槽开自来水龙头强制冷却后打开锅盖，如果猪脚和芸豆已经炖烂，舀一小勺汤汁尝味，如太淡，加适量盐，再加冰糖 50 克，开锅盖在煤气灶上中火煮沸，用勺子轻轻翻动，防止粘底，等冰糖溶化，这道菜就可以起锅装盆了。

2. 盐水五香花生

带壳花生一斤半，洗尽外壳泥污，放入高压锅，加八角一个、桂皮一小片、花椒十几颗。盐一调羹。再加水到与食材齐平，旋上锅盖，先大火煮沸，限压阀冒气，再改为绿豆小火焖煮40分钟，冷却后开锅盖装盆。

用高压锅煮花生，咸鲜带香，花生仁非常酥软入口即化，下酒佐餐绝佳。

3. 银耳雪梨川贝

干银耳200克，水发后剪去老根，洗净。

雪梨3只，去皮去芯切成滚刀块。

中药店购川贝粉10克。

冰糖250克。

银耳与川贝粉放入高压锅，加水到锅内定位线。

先大火后小火炖一小时。然后强制冷却，开锅盖加入雪梨和冰糖，再小火炖20分钟即可。

赣菜异趣

一

江西山区地处内陆，从前很少能吃到含碘海盐，供销社卖的都是矿盐。由于矿盐不含碘，山区农民容易患缺碘性甲状腺肿，这是一种典型的地方流行病，许多老人，脖子长着大如鸡蛋的甲状腺囊肿，这种病会导致发育不良、气管软化、呼吸困难等症状。

上世纪六七十年代，我国尚未生产含碘食用盐，缓解地方性甲状腺肿的唯一办法，就是鼓励大家吃富含碘元素的海带。那时的江西乡村国营供销社，都有成捆的干海带出售。

春季，映山红开满群山，一望无际的毛竹林郁郁葱葱，满山雨后毛笋，一片生气勃勃。

毛笋没有大量油煸炒，又涩又老，非常难吃，海带没有高汤炖煮，既腥又硬，也不好吃。插队十年，几乎没有见过农民吃鲜笋，他们都把毛笋煮熟，晒成笋干到集市出售。

当时正值文革，极左思潮泛滥，"以粮为纲"、"割资本主义尾巴"，不准农民上山搞副业，村里的油茶山长满杂草灌木，油茶树挂果寥寥。我插队的山村璜陂，农民每人一年只能分到6斤茶油，人均每月半斤油，农民只能非常珍惜地使用。

春播开始了。斜风细雨轻抚水稻田,穿蓑衣戴斗笠的农民,边唱山歌边插秧,一天劳累下来,体力消耗很大。

这时生产队就会杀几头猪,每户分肉,犒劳大家。

村里家家户户都开始烧一道非常好吃又能够补充碘的菜：**海带毛笋炖肉**。

材料：

三斤带皮五花肉,四斤毛笋、半斤干海,适量盐、一碗米酒。

加工：

毛笋去壳切滚刀块、五花肉切3厘米见方小块,海带水发洗净后切2厘米小块。

一只吊罐——这是山区农民冬天家里烤火御寒时吊在火塘上的生铁深锅。把海带、五花肉、毛笋放进吊罐,加一碗米酒,再加水浸没食材,吊在火塘上慢慢炖煮几个小时即成。这时,满屋弥漫着一股融合着肉香和奇特清香的味道,令人垂涎欲滴。

最不可思议的是,毛笋和海带、五花肉同煮,竟然互相抵消了各自的缺陷,毛笋鲜香甜嫩,海带腥味尽除,在锅内融化呈胶状,五花肉的油已被毛笋吸收,完全不肥腻,软糯丰腴,汤汁很稠,食之,鲜美异常。

江西山区农民的天才发明。

这道菜,不仅好吃,还有明显补碘食疗效用,那里的年轻人,脖子长瘤的极少。

回沪后,一次在菜场见到毛笋,立刻勾起淡忘的美食记忆,配齐了海带结、五花肉,回家烧了一大锅。

儿子吃了一筷,眼睛都睁大了,"老爸,这是什么菜？好吃。"

他从未尝过这种异乡风味。

儿子到澳洲读书,一年后回家,第一件事就是要我烧海带毛笋炖肉,"老爸,我想了一年了。"

每到四月毛笋上市,我就会烧这道菜。操作极为简单,几乎没有技术要求,唯一就是买对毛笋。

与冬笋不同，毛笋又粗又大，外壳带黄褐色，价格不贵，每斤约二三元。

买一只4斤左右毛笋，2斤五花肉、再到豆芽咸菜摊位上买一斤已经水发的海带结——水发干海带较烦，买现成的海带结更方便烹调。

毛笋去壳、五花肉切成2厘米方块，下锅沸水氽一下，海带结下锅用沸水氽一下，再洗净。然后，用陶瓷煲放入这三种食料，加盐和一调羹白酒，再加水，大火烧开后，撇去浮沫，转小火炖煮2小时，待香味四溢，即可上桌。

我到过中国大部分省市，吃过各地风味菜肴，但海带毛笋炖肉这种奇特组合，任何地方的饭店餐馆从未见过，确乎只有在春季毛笋出土后的三四月间，插队的江西山村才有这道独特的新春美食。

二

江西人嗜辣。辣椒是一年四季不可或缺的主菜和调料，许多江南人到江西大惑不解："炒青菜也放辣椒？"

夏天，辣椒上市，先青后红。同样是鲜辣椒，青椒与红椒风味不同，红辣椒口感更软糯醇厚，青椒往往肉质偏硬，带有一股青腥味，尤其有一种极辣的光皮青椒，大火快炒，口感生硬，但久煮就变黄发软，色香味尽失。

老表有祖传"独门秘技"，能把青椒做成又软糯又保持鲜辣的一道美馔。

这项独门秘技，江西土话叫"la"，操作很简单：炒菜铁锅洗净，不放油，用猛火烧到铁锅滚烫冒烟，然后把竖切成两半的青椒放进锅内，撒一撮盐，反复用锅铲翻炒挤压，这时，青椒会逼出许多汁液，在灼热的铁锅里蒸发，青椒接触锅底，会被烤出焦斑。这样干煸约10分钟，青椒色泽由青翠转为暗绿，起锅。

然后洗净铁锅，下油，等油冒烟时，把事先备好的蒜蓉、豆豉下锅煸出香味，再下青椒翻炒，略加酱油和适量水，不停翻炒半分钟即可起锅。

这就是著名的"油淋辣椒",在湖南叫"虎皮尖椒"——因为干煸后的青椒,色泽绿黄斑斓,状类虎皮。上海一些湘菜馆时常见到,但仅仅形似,食之,辣椒生硬,神韵全无。

正宗的油淋辣椒,带有一股淡淡的烟熏味,豆豉和蒜蓉增加了鲜香,微辣软糯,十分好吃。

我在家也经常烹制飨客。

材料:

到菜场选购一种长约10厘米,外皮光滑的辣尖青椒一斤,注意,千万不要买灯笼青椒;老干妈豆豉2调羹约50克;蒜蓉30克。

制作:

青椒洗净去蒂去籽,竖切成两半;

煤气开大火,烧炒菜锅到极烫冒烟,下青椒和一撮盐,用锅铲翻炒挤压,挤出汁液,可随时倒掉。等到青椒变软颜色呈暗绿,即可起锅。

洗净锅子,下油25克,等油冒烟,下蒜蓉豆豉翻炒20秒,煸出香味,再下青椒一起煸炒半分钟,加少量酱油和水,再翻炒半分钟,即可起锅装盆上桌。

这道菜一定要现炒现吃,才能够尽显风味。

蟹粉大馄饨

一

小时候听外婆说，大闸蟹与农作物的收成正好相反——稻谷丰收，大闸蟹就是小年；如果大闸蟹丰收，农业就歉收。

今年大闸蟹是小年，显然，今年的粮食一定丰收。

早在上半年，蟹农蟹商们就扬言，今年的大闸蟹价格将暴涨。不少打着"正宗阳澄湖大闸蟹特卖店"的蟹商，6月份就印制了大闸蟹礼券，联系了蟹农，每盒定价从888元到1688元预售，颇卖出不少。

人算不如天算。

全球金融风暴一来，人们的钱包明显变薄，心情普遍欠佳，吃蟹兴致大减，蟹商蟹农开始跳脚——横行公子身价与股市车市同步缩水矣。

报载，今年大闸蟹的价格比去年下落40%，原先四两重50元一只的，现在50元可以卖雌雄一对，菜场里，非阳澄湖杂牌蟹，20元一斤都买得到。

前天，儿子带回朋友赠送的一盒10只大闸蟹，每只半斤上下，巨螯绒毛金黄、浑身铁青，蟹壳已经高凸，隐隐可见殷红的蟹黄。

今年已吃过多次大闸蟹。

太太正出差南通，儿子则宁愿吃必胜客也不愿吃蟹。俺一人独食，颇无趣,而且根本不可能一口气吃10只蟹,会吃出毛病来的。

十年前在昆山角直,朋友请吃蟹,一人8只6两的,吃到满桌蟹壳堆了足足2寸厚,吃到舌尖破碎、满口水泡,整整一个礼拜食欲全无,只能以泡饭酱瓜度日,后来,再也不敢贪吃大闸蟹了。

于是,我只好打电话邀朋友来持螯赏菊——家里买了几盆名种菊花,又有一坛古越龙山雕王,不妨附庸风雅一次。

但是,回电都是懒洋洋的、有气无力的、婉拒的——最近人们的情绪似乎比股票还要疲软和低落,连大闸蟹都没有兴致吃了。

无奈,先挑了一对最大最重的孝敬老母——她住在养老院,每逢周六上午我去看她。

老太太高龄九十,倒兴趣盎然,慢慢用小剪刀剥食,一面与我聊天,一只蟹吃了一小时,还有一只生蟹,明天请服务员帮她烧熟再吃。

食毕,她把从蟹螯扭下的两只蟹钳清洗后并拢粘贴在玻璃窗上——远观酷似一只身黑翼白的蝴蝶,这是江南古老的食蟹习俗,我一看窗上,已经粘了七八只蝴蝶了。

二

剩下的8只蟹,只能剥蟹粉做蟹粉馄饨。

以前一直做蟹粉鲜肉小馄饨,这次想创新,试做蟹粉大馄饨。

把蟹用毛刷洗干净,大锅清水,放一块生姜,一勺盐,大火煮15分钟,蟹壳通红蟹黄外露,即可起锅。

一把刀口较长的医用剪刀,一根钢针就是工具。

先把蟹脚蟹钳全部掰下,剪刀伸进蟹脚剪开硬壳,钢针挑出蟹脚里的蟹肉。

8只蟹,64只脚,16只蟹螯,整整一个钟头才搞定。

然后剥蟹壳,去掉里面的鳃和"沙和尚"以及其他不可食部分,取下硬硬的鲜红蟹黄和状如凝脂的蟹膏,再仔细用剪刀钢针连剪带掏,这又花一个钟头。

整整两小时,剥出一大碗蟹粉。

随即去菜场，买2斤荠菜，2斤肥瘦相间的五花肉，一只冬笋——冬笋刚上市，非常新鲜也很贵，每斤22元，加上一大块生姜一把葱，还有4斤馄饨皮。

回家后先把荠菜剥去黄叶剪去根，大锅煮沸水淖片刻，再取出，挤干汁水，剁成菜馅；

冬笋用萝卜丝擦子擦成细丝再剁成碎蓉，稍加水，放入微波炉大火转2分钟；

把猪肉剁成肉馅，再加100克黄酒、适量盐、2调羹酱油、100克麻油、少许白糖和清水，用力搅拌成粘稠的糊状；

生姜100克，用萝卜泥擦子擦成极细的碎末，葱100克洗净切碎，一起拌入蟹粉，再加入黄酒、盐、少量酱油、黑胡椒碎粒约2调羹，起大油锅煸炒3分钟。

蟹粉放凉后，与荠菜馅、冬笋馅一起拌入肉馅，再使劲拌匀，一大锅蟹粉鲜肉荠菜冬笋馅就做成了。

包2只馄饨煮熟试味，咸淡正好。

然后找个木盘擦干，盘底衬上保鲜膜，就开始包蟹粉馄饨了。

先用厨房电子秤称出馄饨皮的重量——每张10克，4斤皮子约可包200个馄饨，然后再称馅料——3000克，这样，每只馄饨可包15克馅料。

我把包好的馄饨称重，每只重约25克。

整整又是二个多钟头，馄饨包完，馅料刚刚正好。

把冷冻盘放进冰箱冷冻室，冻一夜，就可以把馄饨放进保鲜袋冷冻贮存。

这次蟹粉大馄饨，极为成功，其鲜美丰腴清脆微辣味道，绝对是空前的，可以说，除了我家，任何饭店都吃不到如此美味。

这次成功原因是，首次尝试把生姜擦成碎蓉，用手就能挤出姜汁——然后拌入蟹粉再下锅煸炒——姜汁最能解蟹腥。以前仅把生姜切碎，先下锅爆炒，这很难使姜汁渗进蟹粉，所以，吃起来总有微微的蟹腥，此外，黑胡椒碎粒也起了很大作用，既能解腥又能增香。

酱油一定用"六月鲜",这种酱油颜色较淡,如果用红烧酱油,蟹粉呈褐色就非常难看而且酱油味太浓。

荠菜冬笋的作用是减少馅料的肥腴,增加清鲜。

以前为何包蟹粉小馄饨而不是蟹粉大馄饨,就是这个原因。蟹粉小馄饨作为正餐后的点心,每人一次只能吃不超过十只,如果是不加荠菜冬笋的纯蟹粉大馄饨,一次最多只能吃得下两三只而已。

三

江南一带似食蟹方式乎已经形成思维定势——大闸蟹一定是煮熟蘸姜醋清吃,绝少有人会用6两一只的大闸蟹出蟹粉包馄饨的。

多次在昆山吃大闸蟹。

前年为昆山做课题,在阳澄湖畔一幢别墅,昆山某镇领导请吃正宗阳澄湖大闸蟹,他们反复强调,这幢别墅,不对外营业,都是接待中央领导的,所吃的蟹也是专门饲养的纯种阳澄湖大闸蟹,外面买不到。

蟹很大,味道也极正宗。但3天吃了3次,美食疲劳顿生——现在人们的嘴巴越来越挑剔,任何好东西,哪怕鱼翅燕窝熊掌驼峰,连吃3顿,一定会觉得味同嚼蜡食欲顿减。

席间,我感慨道,为什么大闸蟹只有一种吃法,不能创新呢?为什么都是清水蒸煮呢?

他们答道,历来吃蟹有多种方式,蟹粉豆腐、蟹粉鱼翅、鲜橙酿蟹粉、蟹粉肉包等等,但都是用小毛蟹出的蟹粉,大闸蟹比较金贵,舍不得出蟹粉。

难怪。

上海一些老饭店,也卖蟹粉小笼包,20块一笼,而且为了显示货真价实,在店堂里专门有几个人在现场出蟹粉,细看那些蟹,酒盅口大小,一斤至少20只,蟹则蟹矣,此蟹非彼蟹!

我做蟹粉馄饨,其实是一种"无奈的奢侈"。

因为活蟹不能久藏,而且越养越瘦,死蟹则一分钱不值——蟹与鱼类不同。许多海鱼,如黄鱼、带鱼、银鳕鱼,都不是活鱼,但很好吃。

而大闸蟹，一死就发生质变，犹如白居易的"荔枝图序"里所言"色香味全去矣"。

蟹死了，是不能吃的，因为会产生一种毒素，对人体有害。江南俗语"死蟹一只"，用来形容某件事情已到了束手无策、无计可施、无可挽回的的地步。

懂得买蟹的人，会挑蟹篓中不断吐沫、附壁爬行的蟹，那是最健康的。即便将死未死的活蟹，蟹脚已有气无力，软软地垂着，上海俗称"撑脚蟹"，也是无人问津的。

所以上海有俗语叫"叫花子吃死蟹——只只好"，比喻一个人不辨好坏、没品味。普通人家再穷，谁也不会吃死蟹的。

大闸蟹的蟹粉馄饨，属于"抢救性"制作，很奢侈，更是无奈。

新年佳肴

十八大后,"八项规定"出台,严禁公款消费公款吃喝,报载沈阳以燕鲍翅出名的顶级餐馆,开始卖豆芽菜了。今年过春节,与以往不同,饭店的年夜饭广告明显减少,奢侈性消费正在退潮。

自己在家烧年夜饭和春节宴客,可以根据自己和亲朋们的喜好做一桌既省钱又美味的佳肴,十分其乐融融。

特介绍几道家里很难做好的平民美味:

一、苔条花生

在饭店餐馆吃饭,有时会见到两道非常典型的正宗宁波菜:苔条花生米和烤菜。

这两道宁波风味菜,非常好吃,但是,在家自制,除了老宁波,其他人很难掌握火候诀窍,我通过多次实践,已经驾轻就熟,特公布秘诀,以飨同好,为春节加一道异彩。

首先是选材。

花生米很容易购买,关键是苔条。

到菜场宁波人开的干货柜台,或去南京路邵万生等宁波南货店,挑选碧绿的无杂质的干货苔条,品质越好的苔条,杂质越少,闻之一股淡淡海苔清香,约7元一两,买1两苔条,可用2次。生苔条如乱发缠绕，回家把苔条仔细拆松，剔去小贝壳和其他杂质，剪刀把苔条剪成1厘米长的小段，备用。

注意：苔条千万不能洗，一入水就前功尽弃。

花生米一斤洗干净，晾干，平底不粘锅放至少半斤油，煤气开绿豆大的小火，花生米冷油入锅，用锅铲轻轻翻炒，煤气始终保持绿豆小火，油面微微翻泡即可。

这样炸花生米，能够保持香脆而不会焦枯。

炸约20分钟，取出一两颗，放凉后试味，口感香脆熟即成。注意，油炸花生米刚出锅时口感是软的，放凉后自然会香脆。

或可用锅铲翻动花生米，未熟的花生米翻起来声音是沉闷的，如果翻动时出现干燥的声响，即可盛出。

下面是关键诀窍：

用漏勺舀出炸好的花生放入大碗。

关掉煤气，把平底锅移开煤气灶，放在灶台，快速倒入苔条，用筷子搅动约10秒，苔条变成墨绿色即成。再用漏勺舀出炸好的苔条，盛入放花生米的大碗，用筷子把花生米和苔条拌匀，苔条花生就做成了。炸苔条一定要用这道程序，油温稍高，苔条就炸成黑色，焦苦难以入口。

由于苔条是咸的，苔条花生无需放盐，咸鲜脆香，考究一点，再拌入少许绵白糖，味道更美。佐酒下粥都是绝配。

苔条花生可放入玻璃瓶密封，想吃取出一些。香脆可保持至少一星期。

二、宁波烤菜

入冬后，青菜大批上市，打过霜的青菜，微甜软糯，口感很好，非常便宜，每斤一元上下。

买3斤本地"矮脚青菜"，回家剥去老叶，整棵洗干净。外地来沪青菜，往往又长又瘦，而且口感生硬，不好吃。所以宜选本地矮脚青菜。

把青菜纵向切成四只,注意,千万不能横切。零碎菜叶,也纵向切成两半。起油锅,油滚后放一小勺盐,再下青菜煸炒至7分熟,倒入一调羹红酱油,放一小片桂皮,一个八角茴香,再放适量白糖,继续翻炒一分钟,盖上锅盖,改绿豆小火煨焖。注意:做宁波烤菜千万不要加水。

焖煮时,隔几分钟开盖翻炒一下,等到青菜完全变软,色泽呈浓郁酱色,再加糖,然后转大火收干汤汁,宁波烤菜就成功了。

这道菜,鲜甜软糯清香滑爽,口感一流,三斤矮脚青菜,做成烤菜也就一碗而已。

三、鹰嘴豆香菇冬笋炖猪脚

鹰嘴豆是印度和巴基斯坦重要的食材,在欧洲食用鹰嘴豆也十分普遍,因形状奇特,尖如鹰嘴,故称此名。我国已经引进栽培。鹰嘴豆富含叶酸、钾、镁、磷、锌、铜和维生素 B1,还含有一定数量的烟酸、维生素 B6、泛酸、钙和纤维。鹰嘴豆在补血、补钙等方面作用明显,是糖尿病、高血压患者的最佳食品。鹰嘴豆还是一种很好的植物氨基酸补充剂,有较高的医用保健价值,对儿童智力发育、骨骼生长以及中老年人强身健体都有不可低估的作用。经对比研究表明:鹰嘴豆与其他豆类在蛋白质功效比值、生物利用价值和消化吸收率指标上,鹰嘴豆为最高,因此赢得了"豆中之王"的美称。

上海的农贸市场杂粮店,有散装鹰嘴豆出售,每斤约10元,注意,不要去涉外超市购买,那里的货架上包装精致的进口鹰嘴豆,一磅索价数十元。

鹰嘴豆半斤,洗净,先放入高压锅焖煮至少半小时到酥熟。(生的鹰嘴豆很硬,需要预先炖熟。)

猪脚两只洗净,滚水氽去血沫。

香菇半斤,去蒂洗净备用。

冬笋一只,去壳切滚刀块。

打开炖煮鹰嘴豆的高压锅,放入猪脚、香菇、冬笋。

加 200 克红烧酱油，半斤黄酒，两片香叶，适量水（与食材齐平即可）一调羹白糖，盖上锅盖，等高压锅冒气后改绿豆小火焖煮一小时，即成。

这道菜，与传统的黄豆或云豆炖猪脚口感完全不同。

鹰嘴豆有栗子的口感，细密软糯，加上猪脚上的丰腴鲜美和香菇冬笋丁特殊清香，绝配。

四、烤羊排

到牛羊肉摊位购买 2 斤西式羊排约 50 元，回家洗净切成 2 厘米厚薄的羊排片，用 2 调羹红酒涂抹羊排。再用老抽 3 调羹、蚝油 2 调羹、番茄酱 1 调羹、大蒜头一个去皮切成碎粒、白糖、适量盐、黄酒、黑胡椒碎粒、香叶 2 片构成调味汁，把羊排浸入，放冰箱腌制 2 小时。

然后取出羊排，烤箱设置 180 度，烤 15 分钟即成。如果没有烤箱，可用平底不粘锅加油，小火煎熟。

在西餐馆，一片羊排就索价二三十元，自制羊排，2 斤可做至少 10 多块，非常合算而且味道极好。

五、虎皮豉汁凤爪

现在的菜场超市，都有鸡爪出售，价格仅十几元一斤。

通常，鸡爪最简单的做法就是煮熟浸入糟卤，成为糟凤爪，讲究的，放入几颗瓶装野山椒，就是山椒凤爪。

到广式餐馆饮早茶，有一道放在小蒸笼里的虎皮凤爪，色泽酱红，外皮起皱充满弹性，口感软腴鲜甜，入口即化，非常好吃，很受食客欢迎。

其实，在家也可自制虎皮豉汁凤爪，做法比糟凤爪略微复杂一点，值得一试：

1. 鸡爪一斤，洗净剪去指甲，锅中放水，冷水下爪，加入 2 片姜，煮 15 分钟；捞出用冷水漂洗，再晾干表面水分。可用厨房专用纸吸干水分。

2. 锅中放油半斤，加几颗花椒，油热后，放入吸干水分的鸡爪用中火炸，把锅盖盖上，否则油溅得满地都是，把鸡爪炸至金黄色。

3. 冰箱冷冻室预先准备冷水容器，使之成为冰水，把炸透的鸡爪浸入冰水至少 2 小时，这是虎皮凤爪成功的关键秘诀。

4. 准备一份调料：六月鲜红烧酱油 50 克、黄酒 25 克、瓶装老干妈豆豉一调羹，八角一个、桂皮一片，姜末、糖、盐、胡椒粉，加适量水煮开，调味。

5. 把浸冰水 2 小时的鸡爪捞出，放入调料汁，先大火煮，同时不断轻轻翻炒，使鸡爪上色入味，再转小火，让汤汁收干。

6. 把鸡爪舀入大碗，放蒸锅内大火蒸 30 分钟，蒸至烂熟即可上桌。

六、牛筋炖牛腩

菜场的牛羊肉柜台经常有牛筋出售，价格不贵，20 多元一斤，但许多人不知道如何烹制。牛筋的胶原蛋白非常多，如果单独做一道菜，缺少鲜味，而且有点腥。

如果把牛筋和牛腩组合做菜，味道立刻升级换代。

牛筋 500 克、牛腩 500 克。

牛筋切成 3 厘米长的小段，牛腩切成 2 厘米见方。

大锅煮水，放入十几颗花椒和 2 片生姜，水沸后放入牛筋，煮 3 分钟后漏勺捞出，凉水冲洗干净；牛腩也如法炮制。

高压锅放入牛筋、加黄酒 250 克、酱油 50 克和适量水，先大火煮沸，撇去浮沫，然后小火炖 2 小时，牛筋炖烂，备用。

牛腩放陶瓷煲或炖锅，也是 250 克黄酒、50 克酱油、适量水，先大火煮沸，撇去浮沫，然后小火炖 1 小时，牛腩软熟备用。

然后，把牛筋和牛腩放入一个炖锅，用勺拌匀，开小火炖 5 分钟，再加适量盐和冰糖炖 15 分钟，即可起锅装盆。

加冰糖后炖煮，由于汤汁非常浓厚，要非常小心地注意地转动炖锅和用勺轻轻翻动，不要让食料沾锅底烧焦。

这道菜，牛筋已经炖烂，入口即化，加上牛腩的鲜香，十分适宜冬令佐餐下酒。

腊味过冬

西餐菜谱中，见不到腊味的痕迹。

腊味，是历史悠久的华夏特产，中华美食的重要组成部分。

古代农历十二月祭众神叫做"腊"，因此十二月又叫腊月。"腊"是冬季把鸡鸭鱼肉以盐或酱腌渍后再风干的一种肉制品。

腊味是我国南方特产。北方冬季滴水成冰过于寒冷，无法加工腊味，而且牛羊肉似乎不适合做腊味，从未见到腊牛肉腊羊腿的。

腊肉在古代比较金贵，可以替代货币。孔夫子课艺带徒的学费名曰"束脩"，就是几条腊肉。

小时候，一过冬至，外婆就要准备过年的腊肉了。

猪腿一只洗净吹干，粗盐半斤加花椒放铁锅内炒香，白酒3两，白糖一两。

找个木盆，放入猪腿，用白酒仔细涂抹，然后把花椒盐和白糖遍擦猪腿，再用一块重石压在猪腿上，滗出血水腌制一周。

猪腿腌透后，吊晾杆上在冬日清冷的阳光下暴晒，西北风正紧，半个月后，猪腿逐渐吹干，腊猪腿就做成了。过去没有冰箱，外婆把腊猪腿吊在屋檐下，吃时，取下切一块。

腊肉不同于普通咸肉，咸肉一年四季都可腌制，但一定是冬日腌制的腊肉才具有独特风味：瘦肉粉红、肥肉晶莹透明，肉皮弹牙，咸鲜丰腴，肥而不腻，透出一股特殊的淡淡腊肉香，十分好吃。到过年，腊猪腿切厚片，蒸锅蒸熟，是节宴一道极受欢迎的主菜。

阳春三月，竹笋上市，用腊肉、竹笋和百叶结炖一锅腌笃鲜，是江南一绝。

小时候，每当看到外婆用"丫杈头"勾取屋檐下腊猪腿，就会窃喜，今天有好吃的了。

长三角、湘赣鄂川黔粤桂都出产脍炙人口的腊味和腊味做成的名菜，如湖南的腊味合蒸，腊肉、腊鸡、腊鱼于一钵，加入鸡汤和调料，下锅清蒸而成。吃时腊香浓郁、咸甜适口、一股淡淡的烟熏味，柔韧不腻。

广东的"腊味煲仔饭"也是一绝，尤其适合寒冬品尝。把淘好的米放入煲中，加腊鸡腿一只去骨撕碎、广式腊肠2根切片，把米饭煲至七成熟时加入腊味，转用慢火煲熟，饭上加几棵洗净的橄榄菜再焖10分钟，即可上桌。米饭雪白、橄榄菜碧绿、腊味艳红，色彩鲜艳，晶莹剔透的米饭吸取了腊肉精华后，浓郁咸香，温润可口，欲罢不能。

腊味宜秋冬吃，可以吃到开春，但不能留到夏天，天气炎热，腊肉容易发黄变"蒿"，一股哈喇味，神韵全失。

上海有许多腌腊店，以及一些大型超市，可以买到各地腊味，川式广式腊肠、湖南烟熏腊肉、安徽腊鸭、江西腊鱼等等，都能买到。

腊味入馔，还可烹制许多美味：腊肠炒蛋、腊鸭豆干、酒香腊鱼、荷兰豆炒腊肉，黄鱼鲞红烧肉……都可以自己做。

寒冬腊月，北风呼啸，在家用电饭煲做一锅腊味煲仔饭，炒几个时鲜蔬菜：荠菜冬笋、塌棵菜炒百叶，榨菜肉丝，炖一锅萝卜牛腩汤，烫一壶黄酒，邀三二知己把盏聊天，暖意融融、其乐融融。

食事"酱"湖

作为主要调味品,"酱"与中华民族的历史一样久远。在中华餐饮中,"酱"是不可或缺的食材,没有一家饭店或家庭厨房少得了酱油,没有哪个中国人没吃过品种繁多的酱菜和用酱制作的菜肴。

酱是天然食物,营养成分极为丰富:蛋白质、多肽;酪氨酸、胱氨酸、丙氨酸、亮氨酸、脯氨酸、天冬氨酸、赖氨酸、精氨酸、组氨酸、谷氨酸、维生素、有机色素以及微量元素钙、镁、钾、铁等。

小时候见过外婆做酱。

入冬小寒后把面粉揉成不发酵面团,加入煮熟的黄豆或蚕豆蒸熟,冷却切块后放入下垫稻草的木箱,使其自然发酵长出嫩黄色的"酱霉",再浸入盐水,放入酱缸或酱钵,上遮纱布防止蚊蝇小虫飞入,入夏在烈日下暴晒几个月,就发酵成为一种色泽浓亮、口感鲜美、深棕色的糊状调味品,统称"酱",腌制酱的浅口陶钵,俗称"酱缸"。不加豆类的叫"甜面酱"、加豆类叫"豆瓣酱"。做酱时多加盐水,使酱液稀薄,制成后过滤即成酱油,上等酱油,要历经3年3个伏天才酿就。用酱腌制的瓜果菜蔬,就是酱菜。

现在的超市,有瓶装或盒装袋装的各种甜面酱、豆瓣酱出售,但很少受到年轻人关注,他们不太知道"酱"可以做出各种美味,而且操作程序十分简单,一学就会。特介绍几款自制"酱"菜:

一、自制夏令酱菜

1. 酱萝卜

白萝卜一根约 2 斤重，洗净去皮切成圆薄片，放入容器。加盐约 15 克白糖 20 克，用手揉透，上压一块大卵石或其他重物，滗出萝卜多余水分，腌制 1 天。

取出萝卜，挤干水分，放入网篮阳台上吹干。

买甜面酱一袋，再加入一调羹白糖。

萝卜片放入容器，再倒入甜面酱拌匀，然后把酱好的萝卜片放入大口瓶或乐扣盒，密封后放入冰箱冷藏室，"酱" 3 天后取出，用冷开水洗去酱汁，即可品尝酱香浓郁、生脆鲜美的自制酱萝卜了。

2. 酱西瓜皮

8424 西瓜一只，洗干净，切去瓜蒂，用刨刀削去外皮，再切开西瓜，剖成八大片，先用刀竖切成 2 厘米厚的薄片，然后再沿着瓜的内皮把瓜肉切下，放入容器。最后就留下一层约一厘米厚的西瓜内皮。把内皮切成一厘米宽、4 厘米长的条状，放入容器，用约 15 克盐把西瓜皮揉透，然后压一块重物滗出水分，放入冰箱冷藏室腌制 2 天后取出，挤干水分，放入网篮，阳台上吹干，然后拌入甜面酱，再放入密封容器 "酱" 3 天，取出，凉开水洗去酱汁，即可品尝鲜香翠爽的自制酱西瓜皮了。

3. 酱黄瓜

鲜黄瓜 4 根，不去皮，剖成两半，去囊去籽，用盐揉一下，使黄瓜变软，然后放入容器腌制半天后，挤去水分，用甜面酱把黄瓜拌匀，放入容器加盖密封，再放入冰箱 "酱" 二三天，取出，用凉开水洗去酱汁即可食用。

4. 酱莴笋

酱莴笋亦可如法炮制。

莴笋 3 根，去叶削皮，切成手指粗细 5 厘米长小段，用盐揉透，后面程序相同。

5. 酱落酥

上海话称茄子为落酥。新鲜嫩茄子一斤，摘去蒂洗净，切成 2 段，用盐揉透后腌制1天，后面程序相同。

上述自制酱菜，未洗过的，在密封状态下放冰箱冷藏室可储存一周，吃多少，洗多少，非常方便。

今年天气暴热，胃口欠佳，如果餐桌上增加一碟自制酱萝卜酱西瓜皮酱莴笋酱黄瓜酱茄子，配绿豆粥、稀饭，一定会食欲大开。

二、炒酱

炒酱是江南家常菜，上海本帮菜中的名菜"八宝辣酱"，其实就是炒酱，居家自制也很简便。

原材料：纯瘦肉半斤切丁、开洋（金钩）一两、用黄酒浸发、豆腐干5块切丁、花生米（去衣油炸）2两（或到超市购"酒鬼花生"一袋）、香菇3两水发切丁、新鲜剥皮大蒜头二两切丁、新鲜红尖椒1两切碎、新鲜笋丁二两、甜面酱或豆瓣酱一袋。（其他配料可根据各人爱好增添）。

起油锅，先把豆腐干丁煎香，取出后利用剩油煸炒笋丁、辣椒、大蒜丁。煸炒到9成熟，起锅。

然后再加油煸炒肉丁，倒少许黄酒和酱油，肉丁断生后，把豆腐干、笋丁、金钩、花生米、辣椒、大蒜丁一起倒入锅内、倒入半袋甜面酱，另可加2调羹瓶装老干妈辣豆豉，一起翻炒约5分钟，同时适当调味：太淡加盐，爱甜加糖。等所有食料都酱色浓郁后即可起锅。冷却后装入瓷罐或其他容器，由于炒酱的水分都煸干了，加上大蒜有杀菌作用。在冰箱里可储藏半月以上。

吃法：下班回家后，下面条，拌入辣酱，其味绝佳。蔬菜可配生黄瓜、西红柿或凉拌菠菜加虾皮香干、或菊花脑川汤，均可。由于炒酱不可能像吃其他菜一样大口吃，因此每次消耗量都相对比其他炒菜少得多，这就达到了菜肴少油减脂的目的。

单位盒饭往往不配胃口，可带上一瓶炒酱，放单位冰箱。大荤（红烧肉、大排、大肉丸、鸡腿之类）难以入口，吃饭时把大荤施舍给大胃王同事，自己以炒酱就蔬菜，午餐就打发了。

欲善厨艺，必先利器

一

"工欲善其事、必先利其器"。

如果木匠只靠一把榔头干活，肯定就是被人嗤笑的"洋钉木匠"了。

厨艺亦然。

H君，某公司老总，自诩吃遍天下、厨艺过人，每次吃饭，总对饭店菜肴评头品足贬斥有加："清蒸东星斑火候太过，肉质已老"、"荠菜冬笋一股油烟气"、"松仁鱼米勾芡太厚"云云，唬得大家一愣一愣的。

近日，他整整耗时一年装潢的新居落成，邀朋友参观欣赏并准备亲自下厨家宴招待。

一大早，我兴冲冲赶到他家，中式装潢十分典雅，客厅书房全套红木家具字画古董错落有致，一进厨房，我笑了。

厨房与客厅形成明显反差，面积仅4平方，煤气两个灶眼，菜刀一把孤零零挂架上，锅子3只，调味品只有油盐酱醋糖。

"这种厨房，你也敢请客？"我问道。

果然，H君整整忙了一上午，满头大汗，端上来的菜充其量就是职工食堂大锅菜水准，大家勉强举筷，还虚情假意地赞赏几句。

过几天，我请他去我的乡居，让他长长眼。

我家乡居是朋友聚会场所，客厅卧室书房卫生间装潢，我都让太太做总设计师——家庭装潢只能有一个领导，否则就会为各种细节天天吵架。

但我提出一个要求：厨房由我定夺。

首先，我要求厨房至少24平方米，吊柜和灶台长8米，这样下厨就不会局促。

其次，煤气灶要5个灶眼，可同时炖煮煎炒，再配烤箱、微波炉、电饭煲、电水壶、电汤煲、豆浆机，提高烹调效率至少3倍。

我的烹调手艺太太心服口服，言听计从，一个完美的厨房建成了。

然后，在后花园打了一口井，花岗岩井圈、石砌井台，井水清澈，杀鸡洗菜都可以在厨房外进行。

我用"私房钱"购置了5个陶瓷煲、高压锅、蒸锅、平底不粘锅、炒菜镬、"康宁"玻璃锅，加上朋友赠送的整套双立人锅具，总共14个大大小小锅子。

刀具一堆，切薄片的、斩肉糜的、砍肉骨的、削皮的、剔骨的，各司其职；锅铲、汤勺、漏勺、木勺、蛋勺、大小剪刀、刨刀、开罐器、开瓶器……挂在4米长20多只吊钩的吊架上，各种厨具随手可取。

餐具从宜家购买，纯白色，从一品锅到大汤碗、鱼盆、菜盆、汤盆、骨盆、果盆、饭碗、汤盏、调羹、汤勺，配了可供20人用餐的整套餐具——这也是未雨绸缪，市售6人或10人成套餐具，一旦打碎某只碗，餐具就不成套了。

600升双门冰箱，塞得进一整头羊。

我还专门配置了最小称量1克的厨房电子秤，可以精确计量各种食料的配比。

调味品30多种，油就分麻油、橄榄油、葵花籽油、茶油、花生油、辣油、花椒油；

酱油分红烧、清炒、凉拌和蒸鱼豉油4种；

醋分镇江香醋、米醋、葡萄酒醋、巴森米克醋、苹果醋5种；

茴香、桂皮、孜然、迷迭香、罗勒、花椒、黑白胡椒、辣椒、红花、肉桂叶、丁香、陈皮、山楂等香料一应俱全；

"塔巴斯科"、"李锦记"黄豆酱、蘸食辣酱油、嗡汁、"桂林辣椒酱"、"老干妈"、烧烤酱、郫县豆瓣等酱料琳琅满目。

有了这套厨具和调味品，我可以在3小时内，做出一桌宴席。

那天，请了一帮朋友聚会，H君驾临，先让他参观厨房。

"你的厨房也成为展示空间了吗？"他心服口不服地冷嘲热讽。

"朋友，帮帮忙好伐？啥人吃饱饭拿厨房当展示厅？"我指着灶上5只冒着热气的锅子答道。

他忍不住手痒："酱爆螺丝我来试试？"

我笑着把围裙递给他。

其实，他的厨艺颇佳，掌锅翻炒的手势十分专业。

螺丝上桌，酱香浓郁、咸鲜入味，博得满堂彩。

"你的手艺一流，上次的菜色香味欠佳，关键在于厨房硬件设施太落后。"朋友C君指出。

"看来，我也要重新装备厨房了，等我弄好，再请大家吃饭。"H君笑答。

二

有了"利器"，还要创造性让"利器"的功能"超常发挥"，会使菜肴更美味可口，在下厨过程中产生一种成就感。

家里有一台粉碎机，一个塑料杯配5种刀具，放在底座上，电动机高速旋转，一分钟即能把水果蔬菜打成稠汁，也能把核桃花生芝麻碾成粉末。

初夏，蚕豆上市，一些菜贩把嫩蚕豆剥壳去皮，卖碧绿的蚕豆瓣。

江南有道家常菜"雪菜豆瓣酥"，咸鲜入味，口感清新，许多饭店都能见到。

传统的做法，是把蚕豆瓣下锅煸炒，加水煮熟，同时不断用锅铲把豆瓣碾成糊状，再加爆炒过的雪菜同煮即成。由于许多豆瓣并未被碾碎，加之烧煮时间偏长，许多饭店上桌的雪菜豆瓣酥，色泽灰暗，形象欠佳。

我突发奇想，把碧绿鲜艳的蚕豆瓣开水汆熟，用粉碎机打成糊状，再下锅煸炒，加入雪菜，一道墨绿鲜翠的雪菜豆瓣酥就做好了，极受朋友喜欢。

一只20厘米直径祖传花岗岩石臼，从前用于捣芝麻核桃。

现在有了粉碎机，石臼只能退位，蜷缩厨柜一角。

江南有"暴腌"菜蔬的习俗。

所谓暴腌，就是把诸如大白菜、卷心菜、黄瓜、莴笋等瓜菜，切碎或切成薄片，放少量盐，用手揉透，然后放入容器，上面压以重物，腌半天，逼出瓜菜汁液，使其口感更爽脆。

一直用锅子和水壶砧板进行"暴腌"，非常不便。

突然想起石臼，又想起家里有一具五六斤重的清朝石秤砣，立即拿出来洗净，3根莴笋刨皮切片，用盐揉透后放入石臼，上压石秤砣，半天后取出，挤干水分，拌以酱油麻油尝之，鲜嫩脆爽，口感一流。于是，石臼和秤砣就成为厨房不可或缺的用具了。

如果家里没有石臼石秤砣，可以找一块四五斤重的光滑卵石和一个陶瓷煲，一样可用。

下厨切带筋的猪肉牛肉，经常会因菜刀不快而恼火，往往常备磨刀钢钎一根，反复搓摩菜刀，使其锋利，颇费事。

前几天，在交大为四川某县干部培训班讲课，获赠该县出产的高科技陶瓷刀具一套三把。回家看介绍，这是一种用纳米材料"氧化锆"加工而成的刀具，硬度仅次于金刚钻，具有耐磨、高密度、高硬度、无毛细孔、不会藏污纳垢、不生锈、切食物无金属味残留、轻薄锐利、易拿易切、清洗容易等优点，具有许多金属制刀具无法取代的特性。

晚餐做菜就试用新刀。

这把菜刀锋利到匪夷所思。以前切肉丝，总有"牵丝攀藤"的感觉，用陶瓷刀切肉丝，如切豆腐，切牛筋亦然，有一种从未体验过的切物快感。爽极了！

更令人惊讶的是，这种刀，永远锋利，无需砥磨。

然后用陶瓷小刀削苹果，也极爽利，而且苹果不会变色。

但使用一段时间，发现此菜刀的致命伤：刀身刀口太脆，对食材稍用力切拗，刀口随即折断一片，不小心掉地上，刀身就会折断。

现在，市面上陶瓷菜刀已经下架，只有水果刀还在出售。

菜场攻略

现在的新婚家庭，很多小夫妇开始自己"开火仓"。

要烧出一道好菜，食材选择是成功的前提。

新手上路，有的请钟点工或一些配菜公司送菜上门，有的亲自进菜场跑超市，由于缺乏经验，往往被宰，本人积30年买菜经验，特总结"菜场攻略"，以飨同好：

1. 亲历亲为

买菜，一定要亲历亲为，不能"大权旁落"，让钟点工买菜。大部分农村来的钟点工，不熟悉城市生活，只能干打扫房间、洗衣熨衣等粗活，她们对食材选择没有认识，往往"拉进篮子就是菜"。如果找能满足家庭要求会买菜做饭的钟点工，其工资可能就要翻几番了。

也不建议去超市或"网购"或由某些配菜公司送货上门，送来的菜蔬，蔫头蔫脑浑身疲软。因为他们从采购配送到上货架和快递，耗时肯定远高于菜摊——菜场的绿叶菜，多数是半夜采摘，清晨出售，鸡毛菜、青菜、荠菜、韭菜、草头、茼蒿、米苋、蕹菜等绿叶菜鲜嫩欲滴，"成色"远优于超市。

中国人吃菜习惯与老外不同，蔬菜豆制品一定选当日最新鲜的，鸡鸭河鲜贝类选活的，这样才能够在菜肴上桌时，真正实现"色香味"俱全的美食体验。

其实，买菜也是一种生活乐趣，清晨，菜场里满架生翠碧绿的新鲜菜蔬，构成了一个很好的"气场"，会令人心旷神怡。

上海各级政府，对市民食品安全和菜场建设极为重视，每家大型菜场（不是乱设摊的马路菜场）都设置市场监督站和公平秤，以及食品安全检测站，对进场摊主进行比较严格的食品卫生和食品安全监督，因此，去菜场买菜，有安全感。

现在白领很难做到每天清晨上菜场，但千万不要放弃周末，早点起床，小两口走一趟菜场，再回家做几道应时美馔，其乐融融。

2."三看"

去菜场买菜，需要"三看"，首先是看人，其次是看"牌"、第三是看菜。

看人，主要是了解菜场里形形色色的摊主。尽管中国人根深蒂固地认为"无商不奸"，但落实到每个菜贩，还是有奸诈忠厚高下之分的。

有的摊主，满面笑容甜言蜜语，背后就是一把快刀，宰客毫不手软，有的摊主，牛气冲天脸色阴沉"言不二价"，一幅大企业老板派头，有的摊主，老实本分手脚勤快，一面招呼顾客，同时还不断整理菜摊，帮顾客杀鱼去鳞摘叶剥壳。

我在不同菜场，经过多年选择，都有几个"关系户"，每次买菜，从他们那里都能买到一流食材。

老母九旬高龄，喜食河虾。河虾宜大不宜小，大河虾更丰腴鲜美。大多数鱼摊，河虾都是大小不一的统货，我的"关系户"，精心挑选大河虾特供高档饭店。我去，他会把大河虾先卖给我，尽管价格贵一倍，但货真价实。

做"葱烤鲫鱼"，宜挑选小鲫鱼，许多鱼摊不屑为，我的"关系户"，会把每斤十来条的小鲫鱼，去鳃刮鳞后给我，这道程序非常繁杂，他帮我代劳了。

新手一开始进菜场，可能会被宰上几次，但通过察言观色，一定会逐渐结识几位好的摊主，形成相对固定的"购销关系"，保证食材的新鲜和质量。

看牌，就是认准名牌。猪肉和豆制品以及熟食，有不少名牌，如"上食"冷却肉，是上海食品公司向香港直供的猪肉，质量非常好。

豆制品首选"清美"，这是一家全国最大豆制品工厂，每天加工黄豆数百吨，网点遍布全市各菜场，而且品种琳琅满目。

还有一些半成品食材店，供应各种拿回家即可下锅的半成品，如"黑椒牛柳"、"雪菜墨鱼"、"狮子头"、"炒什锦"等等。

绿叶蔬菜和鱼虾似乎尚未出现品牌，最多是产地，如崇明大白菜、溧阳水芹、东海带鱼、广东生蚝、俄罗斯鸦片鱼等等。

看菜，主要看两方面，第一就是绿叶菜或鸡鸭鱼虾的新鲜程度，新手需要在不断吸取教训的基础上积累经验。如选购竹笋的诀窍是：竹笋粗短好于细长，笋壳滋润好于干枯，笋节细密好于疏宽，选河鲜鱼虾贝类，一定买活的，鱼可请摊主当场宰杀去鳞去内脏，虾和贝类则塑料袋灌水打结，回家整理。

第二，遵循时令。尽管现在大棚蔬菜已成为主流，但一年四季，许多菜蔬还是有时令的，如塌棵菜、草头只能在冬春生长，米苋、蕹菜、蚕豆只有夏天上市，冬笋、竹笋，过了4月鲜甜味顿失，难以入口。

番茄黄瓜丝瓜苦瓜西葫芦，夏天最美味，冬天则清淡寡味。

一些非大棚培育的应时菜蔬，如初春的菜苋、枸杞、竹笋、草头，初夏的米苋蕹菜豌豆、入秋的鲜菱塌棵菜、腊月的冬笋小塘菜，价格相对较贵。有些蔬菜，时令极短转瞬即逝，如香椿芽，只在初春爆芽，应时仅数周，50元一斤，但一盘香椿炒鸡蛋，最多用一两香椿，仅5元；如嫩草头12元一斤，炒一盘也就是6元而已，但能够吃到春天的气息，值。

3. 不要锱铢必较

有的人喜欢买菜锱铢必较，买一把葱也要与菜贩过度讨价还价，这样就难免引起菜贩的反感情绪，或以次充好或短斤缺两，最终吃亏的还是自己。有时还会"自取其辱"。

多年前见到一位衣冠楚楚的老者，在菜场买豆腐干，营业员用常见的那种一口气吹得起的塑料袋装了豆腐干就称。

"慢！"老者厉声喝道："你没有除皮！"

小姑娘回答："这种塑料袋没有分量的。"

"它是不是物质？是物质是不是就有重量？"

老人用物理学理论教训小姑娘。

小姑娘心眼多，她从电子秤盘上取下豆腐干，拿了一只塑料袋放上秤盘，显示器上没有显示任何数字。

老人一脸不快，悻悻然付款。

小姑娘从零钱盒里挑出2分硬币，扔给老人，他竟然放进口袋。

身后，传来一片哄笑。

我向"关系户"买菜，基本不还价，前提是掌握菜场每天的行情，他们真的漫天索价或以次充好，关系就断了。

江河湖海四鲜烩，初春食鲞正当时

2007年我们在南通做课题。那天，去长江边考察一家占地300多亩的养鱼场，老板与上海水产大学教授们攻关十年，解决了刀鱼、河豚、鲥鱼、中华鲟的人工养殖难题，几十个大池，满池银光闪闪，游的简直不是鱼，都是钞票。

老板说，现在大城市吃的鲥鱼，清一色俄罗斯鲥或缅甸鲥——根本没有长江鲥，因为野生的长江鲥鱼几乎已经绝种，现在都是人工养殖的了。他养的鲥鱼，成长期约需2年半，出售是论条的，每条2500元。

刀鱼亦然，人们热衷于在清明前吃的刀鱼，因为据说"明前鱼骨软如棉，明后鱼骨硬似铁"。但市面上买的、饭店卖的、99%是人工饲养刀鱼，都是从南通、海安、江阴一带的饲养场游出来的"家刀"，而野生江刀，一艘渔船一天只能捉到一二条。真的江刀，绝对凤毛麟角！而且，据媒体披露，甚至有不良商贩把去年没卖掉的刀鱼，放冷库冰冻，现在拿出来解冻再卖，这大概可以叫"冰刀"了。

由于物以稀为贵，中国人又是极端讲究吃，加上文人学士妙笔生花大吹特吹，于是，刀鱼河豚鲥鱼就变成一种美食图腾，没吃过的人欣然神往，而吃过的人理所当然地添油加醋，于是刀鱼就被神化了。

在南通，多次品尝刀鱼。我对刀鱼总体感觉，除了肉质比较细滑以外，根本没有外面吹嘘的或想象的那么好吃。

因为想象或神往通常比现实更加美丽。人们想象的来源往往是文字或语言的表述，而中文的辞藻绮丽夸张又是全球第一的。

刀鱼有替代品，那就是鲥鱼，上海人称"鲞（xiang）鱼"。

最近几天，大地回春，鲞鱼开始上市——鲞鱼南方称"曹白鱼"，为近海洄游中上层鱼类，每逢春季会成群结队地游到河口沿海产卵，形成"鱼汛"。春季至初夏由外海游至舟山渔场产卵后的鲞鱼，正如产卵前的鲥鱼一样，其肉质正是最为鲜美之时，两者堪以媲美。故民间素有"来时鲥、去时鲞"之说。

刚捕获进菜场出售的春鲞，银光闪闪，一斤重的一条约25元，买回后去鳞去鳃去内脏洗净，用白酒轻涂鱼身内外，再抹盐和少量花椒粉，暴腌2小时后浇上橄榄油和黄酒，放两片生姜一个葱结，猛火蒸10分钟，其味之鲜美其肉之细嫩绝对不亚于刀鱼，但价格不到百分之一！但非常奇怪，菜场鱼摊上的新鲜鲞鱼，购者寥寥，有人认为鲞鱼刺多。其实，从中国人美食角度看，多刺的鱼更鲜，刀鱼就是典型。

我的朋友Y教授伉俪来寒舍吃饭，我以清蒸鲞鱼招待，Y教授宁波人，素不喜食蒸鱼，品尝后，十分惊奇，问道："自幼吃家母蒸鱼，总觉得太腥，因此不爱吃蒸鱼，何以你的蒸鱼一点不腥且极鲜美？"

我笑答："有小小诀窍。第一，不是所有的鱼都可以蒸食的，例如鲢鱼（上海叫白鱼），土腥甚重，肉质如泥，蒸食不堪入口，鲤鱼也不宜清蒸；第二，蒸食的鱼，必须绝对新鲜，银光闪闪，鳞片整齐。舟山人认为，只有不新鲜的鱼才红烧，另外，冻鱼不能清蒸；第三，前期加工是关键，鱼洗净，肚内的黑膜一定要彻底清除，此物极腥；然后，略吹干，用上等白酒轻抹鱼身内外，再抹上少量盐和花椒粉，腌制二小时；第四就是火候——大火急蒸最多10分钟，过火候肉质就会老。"

现在，鲞鱼正应时，各位朋友不妨试试？

夏日风情：糟货

一

做酒剩下的渣叫"糟"。

在汉语词汇里，"糟"字多数为贬义：糟粕、糟糠、糟糕、糟践、糟朽……

夏日上海街头，常见饭店餐馆熟食铺高悬"糟货上市"招牌，看字面，内地人士往往不知所云，但此糟非彼糟，"糟货"是一个能勾起江南人食指大动的美味符号，是指各种熟食添加糟卤糟油制作的美味。

糟货的诞生，可能与酒的历史一样悠久，古代没有冰箱，炎热夏季，食物往往容易腐败变质，酒糟能杀菌，熟食拌入酒糟，不但延长了"保质期"，而且增添了独特的风味。据专家考证，早在战国时期中国人已经开始品尝糟货，《红楼梦》里，有糟鹅掌、糟鹌鹑的记载，清朝才子袁枚的美食专著《随园食单》里也有糟肉、糟鸡、糟鲞的制作方法。

到了近代，"糟货"似乎只在江南流行，川菜粤菜湘菜里鲜见糟货影踪。

原因很简单，最适合制作糟货的是黄酒的酒糟。白酒酒糟酒味太烈，缺少黄酒独特的鲜甜风味，只适宜做"生糟"食物，而江南是黄酒的故乡，糟货的流行，源头就是黄酒。

清嘉庆年间，太仓人李梧江发明了"太仓糟油"，极大地简化了糟货的加工工艺，使糟货成为江南人家夏天常食的美味。

李梧江在太仓城内开设多家酱园，平素喜钻研食品调料。他用黄酒和酒糟配以各种香料入缸封藏，遂制出了能解腥除异味、提鲜增香、开胃增食的新调味品——糟油，很快，就成为享誉四方的名牌产品，甚至进贡朝廷。太仓糟油在民国初年江苏省历次地方物产展览会上均获奖章；1915年参加巴拿马国际博览会时曾获超等大奖和金质奖章一枚。

糟油发源于太仓，但"糟货"却出名在上海，上海有许多著名的糟货百年老店，如邵万生、沪西状元楼、德兴馆、老饭店，都有脍炙人口的招牌菜，可堂吃亦可外卖，生意兴隆。这些店家，自创风味独特的糟卤应市，为居家自制糟货提供了极大便利。

二

糟货的特点是集鲜、香、咸、腴、脆、凉一体，那种独特的若有若无、似酒非酒的香味，闻之心动，食之开胃，平日里令人生畏的大荤大肉，只要放在糟卤里一浸，油脂尽消，浓香爽滑，盛夏酷暑季节，人们胃口欠佳，食欲大减之时，来上一盘糟货，佐以冰啤酒绿豆粥，绝配。

上海的饭店餐馆超市，夏季都有糟货出售，但更方便的是在家自制糟货，可以根据自己的偏好，选择合适食材，简单加工即成。

到超市南货店，购糟油或糟卤一瓶，就可以居家自制了。

介绍几款简单易行的糟货制作：

1. 糟籽虾

菜场选购活籽虾一斤，剪去须爪，洗净，沥干水分，放入容器，加50克白酒拌一下，去掉腥味，锅内放水、花椒十几颗、生姜一片、葱结一个，水煮开后把虾放入煮10分钟至熟，撇去浮沫，用漏勺捞出虾，弃去花椒葱结姜片，放入保鲜盒，待虾冷却后倒入糟卤，放进冰箱冷藏室3小时后即可装盆取食。

2. 糟凤爪

菜场购鸡爪（或鸭掌亦可）一斤，洗净，剪去指甲，锅内放水、花椒、葱结、生姜片，再放入鸡爪，煮开后取出，洗净浮沫，再入锅煮20分钟至熟，捞出鸡爪，放入保鲜盒，冷却后倒入糟卤，喜欢吃辣的，超市购"野山椒"一瓶，取十几颗同时浸入糟卤，就成为鲜辣俱全的"山椒凤爪"的，风味更比单纯糟货更胜一筹。

3. 糟毛豆

菜场购色泽嫩绿豆荚饱满的带壳毛豆一斤，放进淘箩，一面用水冲洗，一面用手搓揉豆荚，洗去豆荚上的绒毛。然后用剪刀剪去豆荚两端尖角，（能使糟卤更加入味，而且吃起来更方便），锅内放水，加一勺盐——加盐能保持豆荚翠绿，放入毛豆，煮10分钟至熟，捞出毛豆放入保鲜盒，冷却后倒入糟卤，数小时后即可取食。

4. 糟猪爪、糟白切肉

猪爪一只或带皮五花肉一斤，猪爪剁成块状、五花肉整块入沸水汆去血沫、洗净，入锅加水煮熟——不能煮烂，否则风味大减，取出五花肉切成一厘米厚的片状，放入保鲜盒，冷却后倒入糟卤，冰箱冷藏室放半天，即可取食。

5. 糟小黄鱼

买3斤新鲜小黄鱼，去头去内脏洗净，用花椒粉白酒拌匀去腥，起油锅炸透，直接放入糟卤即可上桌。

其实，大部分荤素食材都可以做糟货，如煮熟的带壳花生、豆腐干、百叶结、干煎带鱼、煮熟的去壳蛏子、白斩鸡、猪舌猪肚猪尾巴等等，但习惯上有些食材不适用，上海人不会做糟羊肉、糟牛蛙、糟黄鳝、糟甲鱼、糟海参、糟青菜、糟洋葱、糟土豆。其次，做糟货必须是煮熟食材，不能"生糟"——生糟是另外一种加工方法，不属于糟货范畴。

入秋时令美味

尽管天气依然炎热，酷暑"大势已去"，立秋已过。"秋"就是指暑去凉来，意味着秋天的开始。收获的季节正向我们走来。

立秋虽然标志着秋季的开始，但刚立秋后的一段时间内气温通常还是较高，人们感觉不到秋凉和秋燥，还是闷热的感觉。再加上人们在夏季常常因为苦夏或过食冷饮，多有脾胃功能减弱的现象，此时如果大量进食补品，特别是过于滋腻的养阴之品，会进一步加重脾胃负担，使长期处于"虚弱"的胃肠不能一下子承受，导致消化功能紊乱。因此，初秋进补宜清补而不宜过于滋腻。

特介绍几道入秋时令美味：

一、崇明白扁豆炒酱瓜

通常在菜场看到的鲜扁豆，都是紫色或深绿色的，只有崇明的扁豆是白色的。

白扁豆起源于墨西哥南部和中美洲，100多年前由传教士从印度尼西亚引进崇明栽培，故有"洋扁豆"之别称。是崇明岛的特色豆类蔬菜，嫩荚浅绿色、扁平、光滑，比毛豆荚宽且稍长，籽粒淡绿白色，老熟籽粒白色，其肉质细嫩易酥，质糯清香味美，是夏淡季节餐桌上的佳肴。

崇明白扁豆富含维生素B族、维生素C、碳水化合物及磷、铁、锌、钙等多种矿物元素、蛋白质，淀粉和糖类的含量高于莲子，所以白扁豆具有滋补调养之功，夏食消暑提神，冬食补脾养胃。

崇明白扁豆以鲜豆粒或老熟豆粒供食用。鲜豆粒可做各种炒菜、做汤；老熟豆粒须先煮酥，然后可做凉拌菜，亦可与酱瓜同炒，然后加上香葱。酱瓜质脆入味，白扁豆细嫩清口，酱色与绿、白相间，清香可口，诱人食欲，在夏季的餐桌上显得格外高雅不俗，老熟的白扁豆煮酥后磨细加红糖可制成豆沙，比赤豆沙还细腻，岛上居民常用此作汤团八宝饭等馅。

白扁豆炒酱瓜是一道崇明特色菜，口感咸鲜脆糯，尤其适合人们胃口欠佳时，作为喝粥的小菜。

8月份，白扁豆已经开始成熟，到菜场寻找崇明人摆的摊子，买半斤新鲜的去壳白扁豆，再买半斤酱瓜。

白扁豆洗净，装入瓷碗，放一点水，进微波炉大火5转分钟，煮熟备用。

酱瓜洗净切丁，如果偏咸，可在清水中浸10分钟，然后挤干水分。

炒菜锅下油25克，油热后下锅煸炒酱瓜丁一分钟，然后下熟的白扁豆一起翻炒，放一点水，加一点白糖，盖上锅盖焖2分钟即可起锅。

如果买不到新鲜白扁豆，可以到杂粮店买干的白扁豆，洗净用水炖煮至熟，再与酱瓜同炒即可。但风味不如新鲜白扁豆。

二、鲜藕丝炒榨菜肉丝

秋令时节，正是鲜藕应市之时。鲜藕除了含有大量的碳水化合物外，蛋白质和各种维生素及矿物质的含量也很丰富，民间早有"新采嫩藕胜太医"之说。

生藕性寒，甘凉入胃，对肠胃脆弱的老年人来说，可能还会有一定的刺激作用。而把藕加工至熟后，其性由凉变温，有养胃滋阴、益血、止泻的功效。对于老年人来说，秋藕更是补养脾胃的好食材。

鲜藕有多种吃法，如做糖藕、炖排骨、煮藕粥等等。

今天介绍一种操作非常简便但非常美味的鲜藕丝炒榨菜肉丝。

到菜场买鲜藕一段约三四百克。要买外观洁白、粗壮光洁。

瘦肉 100 克，切成肉丝。超市买塑封包装榨菜丝一袋约 75 克。

鲜藕洗净，用瓜刨刨去外皮，切掉两端的蒂。然后用萝卜丝擦子擦成细丝备用。

炒菜锅下油 25 克，油热后先下肉丝煸炒断生，加少量黄酒酱油，翻炒几下起锅备用。

炒菜锅洗干净，再下油 20 克，油滚热后下鲜藕丝和榨菜丝煸炒一分钟然后放进肉丝，一起翻炒均匀，再加适量水，盖上锅盖焖煮 2 分钟即可起锅。

这道菜，有榨菜的鲜辣、肉丝的软腴、鲜藕的爽脆，非常适宜下饭佐酒。

三、醉麸基围虾

超市里的酱菜柜台有零售的也有袋装的一种糟醉食品，叫醉麸，也称霉麸。是面筋经发酵蒸煮后成为烤麸，再接入毛霉菌种生长，用黄酒和其他调味品浸渍和发酵后的美味食品。色泽黄亮，酒香浓郁，又咸又鲜，咀嚼有韧性，是宁波人最喜欢的佐餐佳品，用小半块就可以下一大碗泡饭。

通常，小碟子里放几块醉麸，再加一调羹卤汁，直接用来佐餐。

醉麸的咸鲜和酒香特性，可作为上等佐料，烹制一道新的美味。

最近的季节，基围虾大量上市，价格仅十几元一斤，非常实惠。

基围虾之类的海虾，总带点腥味，因此通常用来做油爆虾和剥虾仁清炒，很少做盐水虾的。因为海虾做盐水虾的口感，远远逊色于河虾。

那天买了活基围虾，太太怕油腻，不愿吃油爆虾。

正好灶台上有一瓶醉麸。我突发奇想：用醉麸做一道基围虾如何？

基围虾洗净，剪去须脚，锅内放一大碗清水，几颗花椒，再放入 3 调羹醉麸卤，几块切碎的醉麸，水开后尝一下咸淡，要略咸一点。

然后放入基围虾,大火煮 5 分钟,等虾壳变红即可起锅装盆。

这道醉麸基围虾,不宜立即上桌,因为醉麸的酒香和咸鲜尚未渗入虾肉。

放二三个小时再吃,基围虾肉的鲜甜弹牙加醉麸的酒香咸鲜,几乎绝配。可下酒亦可佐餐,尤其适宜现在的暴热天气胃口欠佳的时令。

挤出时间，去玩

上周，七个朋友约定来我家吃饭。日子定在昨天。

先拟菜单，我的原则是"新友老菜、老友新菜"。老朋友常来往，要让他们品尝以前未做过的菜，一则让他们惊喜一番，同时也让他们当一回"品菜员"，有利于本人提高厨艺、增加"厨艺内存"。

新朋友则让他们尝我最拿手最得意的菜。

反复斟酌，一份菜单拟就：文旦双松、八宝辣酱、素什锦、雪菜豆瓣酥、凉拌莴笋、盐水白米虾、香椿炒蛋、牛腩牛筋煲、腌笃鲜、水芹香干、生爆海贝、清蒸鲳鱼、油淋辣椒、蒜蓉米苋、生煎馄饨。一共14道菜，一道点心。

这些全部需要去菜场超市购买，然后洗检切烧，甚至包括从剁馅、调味到包200只馄饨的艰巨任务，工作量极大，许多人一看就会晕，但我可在8个钟头里全部搞定，期间还忙里偷闲地看了好莱坞新片《艺术家》和《功夫熊猫2》。

晚6点，朋友们来了，看到满桌的菜，非常惊讶："你是怎么做到的？"

我告诉大家，首先，请客一定要先拟菜单，然后根据菜单亲自采购物料。

清晨6点起床先进厨房，浸发做"素什锦"的干松茸、黑木耳、香菇、羊肚菌、之类，弄完进菜场，首先把一些需要长时间炖煮或腌制的材料备齐。

2斤牛筋，2斤牛腩做牛筋牛腩煲，牛筋极难炖烂，要最先下锅。

2斤荠菜、1斤青菜、2斤肉糜、半斤香菇、10个荸荠，这是馄饨的馅料，

新鲜莴笋3斤、猪肋条2斤、竹笋3斤，土鸡蛋10只、香椿一把、馄饨皮5斤，这一大堆东西已经把自行车的网篮塞满，车把上还吊了一堆。

一回家，立即烧两大锅开水，同时，洗检荠菜青菜，15分钟后，水开了，先汆牛腩牛筋，同时汆荠菜青菜，水斗里已经盛了一大盆冷水，荠菜青菜汆15秒，漏勺舀入冷水激凉保持鲜绿，然后把牛筋牛腩漏勺舀出，放在另外一只冷水盆里洗净，牛筋放进高压锅、牛腩放进陶瓷煲，加调料，大火烧煮。

接着，开始剁荠菜青菜，约10分钟，再切香菇荸荠，拌肉馅、馅料拌匀，牛筋牛腩也开始小火焖煮。

刨莴笋，切片、盐腌手揉，放进容器，上压卵石，耗时约10分钟，7点一刻，工作完成。

开始包馄饨。200只馄饨耗时一小时。

8点多再上菜场，买"素什锦"的豆腐干、烤麸、慈菇、面筋、胡萝卜、青豆，以及海贝、百叶结、米苋、水芹、青辣椒、鲳鱼、白米虾。

做"素什锦"耗时约一小时，主要因为洗检切非常繁琐，还要分次煸炒最后同锅煮。

在煮素什锦的同时，洗水芹，摘去叶子。还要随时关注牛筋牛腩的情况。

到11点半，这些菜的前道工序已经基本完成，牛筋也已炖烂，把牛腩再放入高压锅，调味后小火炖约半小时，大功告成。期间，还煮了盐水白米虾、把鲳鱼洗净用盐"暴腌"。

忙里偷闲，泡一杯茶，看《艺术家》。这是一部去年拍摄的黑白无

声电影,非常精彩。

下午,歇歇停停,煮腌笃鲜、剥文旦取肉拌入椒盐松子和福建肉松,做成"文旦双松"、烧"雪菜豆瓣酥",切一小碗蒜蓉,整理餐桌,把凉菜和杯盘碗筷放好。

午后晴空丽日,在窗台边躺椅晒太阳,边看《功夫熊猫2》。

等朋友进门,桌上除了即刻热炒的海贝、香椿炒蛋、蒜蓉米苋、油淋辣椒、水芹香干、清蒸鲳鱼和生煎馄饨以外,其他菜已经整整齐齐地上桌候客了。

腌笃鲜和牛筋牛腩煲滚烫,香味扑鼻,先每人舀一小碗,倒上温热的20年陈黄酒,晚餐开始了。

边吃边聊。间或,我下厨炒菜,酒过三巡,我从冰箱里拿出馄饨,进平底锅,加水加油生煎,十几分钟,一锅煎得焦黄喷香的生煎馄饨上桌,蘸以镇江香醋,大家吃得极快,须臾倾尽,马上再煎一锅。

这顿饭吃了4个小时,喝完10斤黄酒。朋友们谈兴甚浓,对我的菜大加赞赏,也对我辛劳一天表示慰问。当我对他们说,我还看了2部DVD时,他们都觉得不可思议。

我讲了上面的经过,然后总结道:"第一,**掌握菜性**。要对菜的特性比较了解,如牛筋,至少炖四五个钟头,那就先烧牛筋,一些需要腌制的如莴笋、鲳鱼,先弄好;第二,**先冷后炒**。先准备冷菜如素什锦、豆瓣酥、文旦双松等等,炒菜可在吃饭的同时进行;第三,**交叉进行**。许多事情可以交叉着做,煤气上炖东西时,可以在边上观察的同时洗菜切菜,开小火后,可以出去买东西,这样时间就挤出来了。但这一切的前提是,你必须喜欢下厨,把下厨看作艺术创作过程,没有这个大前提,把下厨看作惩罚性劳动,那就无从谈起了。"

一个朋友笑道:"我就是为了逃避今天的晚饭下厨才溜出来的,本来回家准备被老婆痛骂的,这次学了你的经验,周末好好慰劳慰劳太太。"

"当心,一进厨房就出不来了!"有人打趣。

"不会不会,我们不做饭的要洗碗,我倒宁愿做饭不愿洗碗,今天学到菜的几个菜,正好回家试试,以后也敢请朋友来家吃饭了。"

黄梅天私厨记

今年清明前后，天色阴沉沉到处湿漉漉，虽未到初夏，但与黄梅季节无异。雨幕中，树影婆娑，水滴如珍珠般飘落，放假3天，只能隔窗赏雨矣。

4月4日是儿子30岁生日。阖家决定，家宴私厨庆贺，当仁不让的火头军，本人也。

清晨6点开车直奔8号桥农贸市场。菜单是边买边拟的————见到时鲜菜，会激发美食创作灵感。

竹笋肥嫩，买五六支备用。黑毛猪精肉2斤，鸡翅20个，活蹦乱跳的大草虾颇贵80元一斤，买一斤半。

嫩豌豆荚、草母鸡、鲜蘑菇、马兰头、豆腐干、牛腩、牛筋、鳜鱼、草鸡蛋……整整2大包，满载而归。

回家开始忙活。家里有一小片菜地，都是本人"无化肥农药"辛勤耕耘，时鲜不断，入冬种的生菜、塌棵菜、鸡毛菜、菠菜、萝卜、大蒜、芫荽，随时可以摘取，阿姨打伞挎篮下地去了。

按照"惯例"，阿姨负责洗切，我掌勺。

先炖鸡汤，母鸡去头去尾洗净，火腿蹄膀一只，洗去油污，加竹笋蘑菇小火炖煮一小时。

马兰头洗净，大锅沸水汆20秒，入冷水冲凉保绿，挤干切末，麻油香干末虾皮拌匀。

牛筋牛腩煲。

草虾剪去须足洗净，用半调羹白酒拌一下去腥，再入锅加葱姜盐煮熟，艳红的"盐水草虾"，20个月的小孙女淇淇一见到"虾虾"就乐不可支。

竹笋切滚刀块，起大油锅煸透，加酱油白糖焖煮收汁，"油焖笋"鲜甜脆爽。

家里新购德国产"空气炸锅"一具，此锅功能特异，平时须用大油锅炸的食材，此锅不用油而干炸，口感效果完全一样，特别受太太媳妇青睐。鸡翅先用酱油、香叶、桂皮浸一小时，捞出沥尽酱汁，放入空气炸锅，设置200度12分钟，须臾，一锅满屋飘香的炸鸡翅就成功了。

鳜鱼洗净去鳃刮鳞，用少量白酒、盐和花椒粉略腌去腥，加火腿片、葱姜、熟猪油，大火蒸12分钟，"清蒸鳜鱼"堪称正宗。

菜园现摘的塌棵菜炒厚百叶，是太太的最爱。

鲜鸡蛋12只，蛋黄与蛋白分离，蛋白入蒸锅蒸熟，蛋黄打匀后下油锅用筷子划散至熟，熟蛋白切成细条，与蛋黄放入盘子，黄白相间，再备一碟生姜末、酱油、镇江醋和糖混合的蘸汁，此为"蟹粉蛋"，与大闸蟹口感无异。

豌豆荚洗净，盐水煮熟，鲜甜软糯，佐餐下酒均宜。

地里摘的生菜鲜嫩碧绿，纯净水洗净，另炒一份松仁肉丁笋丁豆腐干蘑菇丁，收干汤汁，用生菜裹而食之，"松仁生菜包"，堪称美味。

阿姨四川人，很罕见的姓"鲜"，一手正宗川菜，泡菜做得出神入化，每餐必备，她做了回锅肉，是儿子的最爱。

整整半天，荤素俱全、五味杂陈的十菜一汤儿子生日宴备妥。

生日吃面是不可或缺的节目，每人一小碗牛筋牛肉面。

芝士蛋糕是媳妇网上预订的，10点送到。

亲家夫妇也赶来祝贺。

六个大人加小宝贝淇淇入席，月嫂把刚满月的小孙孙文文也抱下楼，放在婴儿车内，小家伙很乖，吮着手指东张西望。

12点半,大家入席,见到一桌美馔,一阵欢呼。

"老爸,你的手艺越来越精彩了。"吃了我30年饭菜的儿子十分感慨。

"爸爸,生菜包太好吃了。"媳妇赞叹。

"老杨的菜,每只我都喜欢。"亲家母举杯敬我。

"有一流食客才有一流厨师。演员没有观众,再好的演技也是白搭,谢谢大家捧场,今后会有更精彩的美食奉献。"我心中窃喜,但假客气了一回。

外面,雨还在淅淅沥沥,屋内,暖意融融。

汤与羹

一

"三日入厨下,洗手做羹汤。未谙姑食性,先遣小姑尝"。唐朝诗人王建的这首诗,非常形象地描绘了新婚三日即下厨的新娘,担心厨艺不合婆婆口味,把做好的一道汤先偷偷地让小姑尝一口的情形。

从这首诗可以看出,在1000多年前的唐朝,汤羹就是中国人餐饮的重要组成部分了。

在江南,汤和羹有明显区分。

把食物原料加清水炖煮而成的,叫汤。如小排萝卜汤、咸肉冬瓜汤、绿豆百合汤、榨菜肉丝汤等等;

在炖煮好的汤内加菱粉或水淀粉勾芡(上海话叫着腻),使汤变得浓稠,叫羹。

江南名菜:荠菜豆腐羹就是典型的羹:

荠菜切碎略煸炒起锅,冬笋切薄片、与肉丝分别煸炒断生,绢豆腐一盒划成小块,把冬笋、豆腐、肉丝放入煮沸的高汤,汤沸后加入荠菜,然后把水淀粉倒入汤中徐徐搅动,羹沸即成。

这道菜,成功的关键是上桌后必须保持菜绿羹沸,如果火候欠佳,荠菜变黄,则全功尽弃。

中餐的汤在餐桌上出现的频率远远高于羹，因为清汤的味觉视觉效果更胜于羹的浓稠。

一桌美馔，如果缺少汤，犹如一场没有结局的电视剧，大家会若有所失的。

二

中国的沿海地区，汤不可或缺。

宁波人外号"宁波汤罐"，形象地勾画出宁波人对汤的特殊偏好。

宁波人做汤确实出神入化。

去年舟山朋友赠我一箱海鲜，其中竟然有一条睽别已久的正宗东海大黄鱼。

好东西必须分享才有乐趣。遂呼朋唤友，举行家宴。

王君，年青儒雅的老宁波，做得一手精彩甬菜。

他得知我有大黄鱼，立即声明要亲自下厨，做一道咸菜大汤黄鱼。

他先问我，咸菜大汤黄鱼应该怎么做。

我是松江人，按照我们的做法，先把大黄鱼洗净，两面煎黄，咸菜冬笋煸炒，放入高汤，汤沸后放入大黄鱼，略煮后起锅。

王君微微冷笑道："看似甚佳，实则大谬不然，这样烧，大黄鱼的神韵尽失。"

他卷袖下厨，边操作边讲解："正宗的宁波大汤黄鱼，第一必须东海大黄鱼，而且要绝对新鲜。这条大黄鱼是合格的。

第二，要有好的雪里蕻咸菜，今天的咸菜也合格；

第三，大黄鱼根本无需油煎。"

"不煎会腥气吗？"我有点疑惑。

"绝对不会。鱼煎后肉就老了。"

他边说边点火，在锅内放清水。

水开后，生咸菜入锅。

略沸，轻轻放入大黄鱼，加少量盐调味。（我的天，他连黄酒葱姜都没放！）

汤一开就起锅，大汤黄鱼端上桌，来的都是老饕，举筷一尝，果然出神入化！

东海大黄鱼特有的洁白如玉的瓜子状肉，细嫩滑腻，咸菜的脆爽，汤的清鲜，真正的绝配！

须臾，一品锅内只剩鱼骨了。

那天，他的大汤黄鱼成为主角。

我的清蒸鲳鱼、新风鳗鲞、茄汁明虾、香辣蟹均黯然失色矣。

时隔数年，朋友们谈起他的大汤黄鱼，还念念不忘呢。

三

汤，全球各民族都有，但风格各异。

欧美人也喝汤。

他们的汤叫 pottage 也叫 soup，从我们的角度看，更像羹，口感过于浓郁厚重。

英国的名汤：奶油蘑菇汤，我也偶一为之：

奶油 25 克、蘑菇半斤切片、洋葱一只切碎、鲜奶油 100 克，牛奶 450 毫升。

锅内放入奶油加热，放洋葱蘑菇炒 5 分钟；再加面粉 25 克一起翻炒一分钟，倒入 600 毫升鸡汤煮沸，再加牛奶、盐、胡椒，小火炖 45 分钟，起锅时倒入鲜奶油和西洋芹碎末即可。

这道汤，是维多利亚女王的挚爱，很多欧美餐馆的看家菜。但太肥腻。

想想，一锅汤，蘑菇只有半斤，但奶油加鲜奶油要用 125 克——2 两半，还有 450 毫升牛奶。

我家宴时试过。

大家都爱喝，但不敢或不能多喝。因为卡路里实在太高了。

俄国的"罗宋汤"亦然。

虽然无需放很多鲜奶油、牛奶，但必须放"油面酱"——把面粉放入油锅内小火炒熟作为勾芡用，因此也是浓汤而非清汤。

日本的高汤颇具特色，其原料与中餐的高汤完全不同，主要是香菇、黄豆芽、海带、鱼干、鲣节之类，略煮后用细网或滤纸过滤，极清淡但非常鲜美，里面通常是蛤蜊、鲜虾、豆腐、荷兰豆之类，一碗汤清澈见底，很好喝，尤其般配和食天妇罗或寿司。

四

但我最喜欢的还是中国式的汤。

一次在东亚潮州吃饭。

老板郑先生是多年老友。教我做高汤和保存高汤的经验。

做一道好汤，原料第一，火候第二。土鸡一只，金华火腿脚爪或火腿蹄膀一斤，蘑菇或草菇一斤，鸡一定买活杀的草鸡土鸡，绝对不能买可以做炸鸡块的冻鸡，这种鸡吃鱼粉长大的，有腥味，会搅坏一锅汤，另外，鸡头鸡屁股一定弃去；火腿以金华火腿为佳，还可用金华火腿爪或火腿蹄膀，价格相对便宜，但口感丝毫未减。不能选肥肉部分已经发黄的——这种火腿已经"哈喇"（上海话叫蒿），也会使汤变味的。

用鲜蘑菇不用香菇的原因是香菇的香味与汤的味道不协调。

然后就是火候。

先把鸡下锅，沸水氽去血沫，火腿用热水和钢丝球擦净油垢，大锅把鸡、火腿、蘑菇放入，略加黄酒，加满水，大火煮开后撇去浮沫，改小火炖煮，2小时后开始撇浮油，尽量撇尽，到鸡和火腿烂熟，汤就成功了。

然后，捞出鸡和火腿、蘑菇，汤汁用滤网过滤，滤出的鸡肉火腿可吃掉，待汤凉后分别装入多个食品袋，袋口打结后放入冰箱冷冻室，需要时拿出一袋。

这种高汤，非常适用于双职工家庭：

高汤加青菜面条煮熟，就是一碗非常精彩的菜汤面；

加切细淖水的豆腐干丝、笋丝、火腿丝、肉丝同煮，就是著名的扬州干丝；

加冬瓜排骨，就是排骨冬瓜汤；

加煮熟搅成糊状的南瓜和奶油、胡椒粉，就是意大利美食——奶油南瓜汤。

加入鲫鱼（不是大汤黄鱼，要油煎过否则很腥）和萝卜丝同煮，就是汤浓汁白的萝卜丝鲫鱼汤，

加菠菜豆腐，就是一碗白玉红嘴绿鹦哥了。

反正可以根据自己的爱好随意组合。家里常备高汤，会给餐桌增色不少。

五

经常在想陆文夫那篇著名小说《美食家》的结尾部分：朱自冶是美食家，他在一次盛宴上，最后的一道汤不放盐。

"朱自冶的道理还在向前发展：'这放盐也不是一成不变的。要因人、因时而变。一桌酒席摆开，开头的几只菜要偏咸，淡了就要失败。为啥，因为人们刚刚开始吃，嘴巴淡，体内需要盐。以后的一只只菜上来，就要逐步地淡下去，如果这桌酒席有四十个菜的话，那最后的一只汤简直就不能放盐，大家一喝，照样喊鲜。因为那么多的酒和菜都已吃了下去，身体内的盐份已经达到了饱和点，这时候最需要的是水，水里还放了味精，当然鲜！'

朱自冶不仅是从科学上和理论上加以阐述，还旁插了许多有趣的情节。说那最后的一只汤简直不能放盐，是一个有名的厨师在失手中发现的。那一顿饭从晚上六点吃到十二点，厨师做汤的时候打瞌睡，忘了放盐，等他发觉以后拿了盐奔进店堂时，人们已经把汤喝光，一致称赞：在所有的菜中汤是第一！"

看了《美食家》后，十分神往，我试过，一次家宴，汤里故意不放盐，看看大家的感觉。

结果是显而易见的。朋友们纷纷叫："你忙糊涂了，汤里盐也不放！"

换言之，如果陆文夫的理论站得住脚，各位朋友，你们在出席家宴或上酒楼饭店餐馆吃饭，尝到过不放盐的汤么？

腌笃鲜和咸菜豆瓣酥

一

买了两本美食书籍：香港美食家蔡澜的新著《蔡澜食材字典》、台湾女作家王宣一的《国宴与家宴》。

蔡澜是新加坡人，长居香港，与金庸、倪匡、黄霑并称香港"四才子"，在香港报章长期写美食专栏，他不仅到处品尝美食，还亲自操刀，在香港上海开设多家"粗菜馆"，生意兴隆。

王宣一祖籍杭州，是大陆去台人员后裔，1955年出生在台湾，其母善烹调，王得自家传，也会做菜。

看了这两本书，第一感觉就是，蔡澜与王宣一，一个是新加坡人常住香港，一个生在台湾已完全台湾化，他们讲粤菜台菜可以滴水不漏，绘声绘色；他们也许经常在香港台湾品尝江南菜，但他们从未常住江南，不了解江南风土人情细节，书中数次说到江南菜，一开口就出洋相。

王宣一在《国宴与家宴》以及蔡澜在《食材字典》里，都讲到江南人家春天常吃的一道家常菜《腌笃鲜》，他们是这样描述的：

王宣一说："把腌过的和新鲜的这两种肉放在一起炖汤，再加上百叶结、青江菜和塌苦菜、冬笋等等，熬出一锅浓浓白白的汤，这就是腌笃鲜了。现在做腌笃鲜的时候，为了怕太油腻，用稍带肥的小排骨或带骨的鸡肉取代五花肉，至于蔬菜方面，视季节常以莴苣菜心取代青江菜，或是茭白取代冬笋。"（原书P43）

蔡澜则在《食材字典》里"笋"条目中称："把笋尖腌制成的'笃鲜'也非常好吃。一小箩一小箩用竹编盛来卖，取它一撮，洗净后用咸肉和百结来滚，最好下些猪骨，其汤鲜甜无比，是上海菜中最好吃的一道。"（原书P45）

他们两位，对腌笃鲜的外行话讲得真够大胆的。

首先，他们对江南笋一无所知。

江南人对笋非常偏爱。在我国南方，包括珠江三角洲和海南岛以及台湾，极少见到江南常见的竹林和毛竹，所以，在粤菜闽菜台菜北方菜系中，鲜见以笋烹调的菜肴，以鲜笋入馔，似乎只有江南菜才有，川湘赣鄂闽一带，只有用笋干做菜的，如笋干腊肉之类。

江南人最常吃的笋，有3种，一种是冬笋，这是毛竹冬天的嫩芽，生长在地下的竹鞭上面，这种笋，春天不会出土成竹，所以竹农可以全部挖出。但挖冬笋非常难，完全凭经验，我插队十年，跟老农无数次上山挖冬笋，但始终没学会如何找到，他们一天可以挖几十斤。

新鲜冬笋呈金黄色，个头不大，每只很少超过一斤的，价格很贵，每年11月刚上市时，要十几二十元一斤。冬笋一般吃到阳历2月底，春笋上市，就没有了。

到了春天，大毛竹的粗壮嫩芽从地下冒出，这就是春笋。这种笋外壳深褐色，有一层金黄色绒毛，故江南人叫毛笋。很大，一只重达数斤，价格也比较便宜，二三元一斤。江南人常吃的笋干，就是用毛笋煮熟晒干做的。

还有就是竹笋——这是江南农村宅前屋后竹林里春天长出的一种笋，长约十几到二十公分，一元硬币粗细，颜色是褐色加深黄色的混合，越小越嫩越贵。

这种笋，去壳煮熟后用盐腌制成绿色的细长条，浙江安吉天目山出的最佳，江南人叫"扁尖"，蔡澜误作为"笃鲜"，这是凭空想象的杜撰。

扁尖笋很鲜但极咸，通常都是夏天用来炖冬瓜汤、扁尖老鸭汤的，或者浸去咸味，撕成细长条，用麻油拌食。

在江南，没有人用扁尖加咸肉和"百结"（蔡澜又出错，百结其实是百叶结）做腌笃鲜的——扁尖很咸、咸肉更咸，两样咸货加在一起，这汤如何喝得下？

这里，要特别解释一下为何叫腌笃鲜：

"腌"就是咸肉，"鲜"就是鲜肉，"笃"在沪语和宁波话苏州话里都有，意思就是"炖"——砂锅放在小火上慢炖就叫笃。

二

冬笋在江南，从前属于比较贵的食材。

江南人用冬笋炒冬天的香菇，这叫"炒双冬"，是一款上等素菜。

还有就是冬笋炒肉片，冬笋火腿汤，咸菜冬笋炒肉丝，都是非常地道的江南菜。

沪苏一些面馆，冬天有雪菜冬笋肉丝面，是许多人的最爱。

把冬笋、金针菜、黑木耳、黄豆芽、烤麸、香菇、慈菇、豆腐干、胡萝卜、荸荠一起煸炒后煮熟，这叫"素什锦"，过年家家户户都会烧的。

但是，绝对没有江南人家用冬笋做腌笃鲜的！如果冬笋可以做腌笃鲜，用不着等到3、4月尝新，春节餐桌就可以上腌笃鲜了，随便问一个江南人，除了现在频频问市的反季节蔬菜瓜果，如冬天吃西瓜草莓，从前谁家在春节吃过腌笃鲜的？

毛笋通常做笋烧肉。这是红烧肉的另外一种做法。

在江南，有句话叫"笋烤肉"——意思是小孩子犯错误被大人用竹尺打屁股，以笋隐喻竹尺，以肉隐喻屁股，以"烤"替代"敲"，江南烤敲同音。

"回家请你吃笋烤肉",就是回家要用竹尺打一顿屁股的隐语。

春天上市的竹笋,吃法与冬笋相近,唯一的区别就是腌笃鲜只能用竹笋做。竹笋在腌笃鲜里是头牌主角,少了竹笋,就不叫腌笃鲜——叫咸肉百叶结——这是另外一道江南菜了。

正规的腌笃鲜做法不难:4根竹笋约1斤半去壳切滚刀块,五花咸肉半斤切2公分见方的小块,带皮猪肉1斤切2公分块,薄百叶3张洗净切成长10公分宽6公分薄片,再折起来打成一个结,就叫百叶结,现在菜场的豆制品摊上有现成的出售。

咸肉浸水去盐,与鲜肉用滚水氽过,用砂锅或陶瓷煲把咸肉、鲜肉加较多水和少量黄酒同煮,等肉煮到软熟,加进切成滚刀块的竹笋,再煮半小时,加进用热水氽过的百叶结煮10分钟即可舀出食用。

腌笃鲜是一道汤菜。最大特点就是汤汁清鲜,鲜肉肥腴、腌肉咸香,竹笋脆嫩、百叶结吸饱汤汁,特有的豆香加上韧韧的嚼劲,实在称绝。

做好腌笃鲜的关键是,汤一开就要不断撇去浮沫,到肉煮熟还要随时撇去浮油,腌笃鲜的汤汁就清澈,根本不是王宣一说的"浓浓白白"的汤。

此外,腌笃鲜不能加任何其他东西,包括"青江菜"——江南人根本不知青江菜为何物,以踏苦菜(正确的表述是塌棵菜)以及莴苣心和用茭白代替竹笋、还有就是用鸡肉烧——台湾人可以这么瞎弄弄,但不能叫腌笃鲜了,充其量只能叫茭白莴苣肉片煲或青江菜老鸡煲了。

吃腌笃鲜非常讲究时令——新春竹笋上市到下市,通常在二月下旬到四月初的一个多月之间,因为竹笋开春后日长夜大,4月中旬竹笋已经变粗变老,做腌笃鲜的味道已经不能与一个月前同日而语矣!

所以,谈美食,千万不能吹自己不熟悉的浅尝辄止的道听途说的以讹传讹的,如蔡澜,他在《食材字典》里谈塌科菜,(正确的写法应该是塌棵菜)竟然说在炒熟的塌棵菜上放蒸熟的火腿片,这又是非常"巴"的吃法了。江南人炒塌棵菜,习惯与冬笋或者与厚百叶同炒,味道非常清新。

王宣一更是如此，竟然把江南菜"咸菜豆瓣酥"叫成咸菜豆瓣泥："把灰色的发芽豆蒸熟去皮再将之捣成泥状，和剁碎的老咸菜混合搅拌，再回蒸至熟即可上桌"——这是完全"乱话三千"了，首先，咸菜豆瓣酥的原料根本不是"灰色的发芽豆"，而是新鲜蚕豆荚去壳剥皮后碧绿的嫩豆瓣，用水略煮即熟，颜色还保持碧绿，然后用粉碎机打成糊状，雪里蕻咸菜切成碎末，洗去咸味，起油锅煸炒咸菜到半熟，再倒入糊状的豆瓣，翻炒至稠起锅。这道菜冷后会变得像一盘墨绿碧绿相间绿的糕，又糯又鲜，色香味俱全，非常崭。

　　王宣一还把油焖双冬说成"冬菇冬笋加入高汤同烩，最后放一些剥掉外叶的青江菜心，再勾芡即可"——连烹调方式——油焖和汤煮都没弄明白，完全牛头不对马嘴了！

　　用句港台腔的沪语说："拜托了，两位，勿要瞎三话四好伐！"

18条黄瓜的生日宴

梁实秋先生曾戏言，男人要忙一天，请客；忙一年，造房子；忙一辈子，娶小老婆。

每逢太太和儿子生日，我都要忙一天——因为生日家宴已成我家传统。今天星期天，总算3个人都有空，精心筹划一番，为太太做生日。

太太和儿子不喜欢到外面吃，家里温馨方便自由，更重要的是能够吃到外面吃不到的好东西。

尽管全球金融海啸一片萧条，但上海的消费水准，还是位居世界前列，令人不堪忍受。

前几天，我们一家请回国探亲的朋友在淮海路的"××酒家"吃饭。这家饭店可能是让食客满足视觉享受为主的：老洋房装潢古色古香，上菜的盘子造型不伦不类，足有16开杂志大小，菜都可怜兮兮地蜷缩在盘子一角，四分之三的空白部分都用洋兰、莳萝点缀，弄得大家几乎不敢举筷。

菜贵得有点丧心病狂——手掌大小一盆蒜蓉拍黄瓜最多1条半黄瓜充其量不到半斤，竟然索价28元，而上海菜市场的黄瓜现在3元一斤。

生煎馒头，据说加了蟹粉，8元一只；炒虾仁，虾仁最多黄豆大小，一小盘索价148元。

我就点了一些江南家常菜，这顿饭，花了俺2800元，其中还被索去 10% 的服务费。

其实，上海市场主副食品价格还是非常便宜的。

所以，没有必要上门挨宰，还不如"躲进小楼成一统"，自力更生，生产自救。

从早上 6 点起，我就开始忙碌了。

首先是拟菜单，要弄一些太太和儿子眼睛一亮的菜。拟菜单与采购同步——进菜场才会触发灵感。

我家附近有个很大的菜场，至少有二三百个摊位。

买菜时，均按照"××酒家"的 28 元一盘蒜蓉拍黄瓜作为衡量标准：

有个福建人在卖进口生猛海鲜，很多都是难得一见的好东西：产于挪威北海的巨大的皇帝蟹，银鳕鱼、真鲷。他向我推荐一种"面包蟹"，称壳里满是蟹黄。

由于上海人对未见过的东西都有点犹豫不决，他的摊位，看的人多，买的人少。

面包蟹 18 元一斤，我决定试试。一只蟹 2 斤半 45 元，——两盘子拍黄瓜而已；

舟山人的水产摊上有八爪鱼——宁波话叫"望潮"，是一种小型章鱼，日本人非常喜欢的东西。

老板娘把"望潮"用开水淖过，半熟的，15 元一斤，买 2 斤，仅合一盘子拍黄瓜；

再买一斤半带皮五花肉 26 元；15 个草鸡蛋 8 元，半斤新鲜香菇 4 元。

冬笋极新鲜，2 只一斤，10 元；

苏北人在卖活蹦乱跳的青鱼，4 斤左右一条，每条 18 元，半盘子拍黄瓜。

然后再买新鲜青豆、胡萝卜、豆腐干、蘑菇、甜椒、土豆、瘦肉、葱姜若干，共 20 元；鸭梨 2 斤 5 元、活河虾一斤 45 元、塌棵菜一斤、厚百叶 2 张，5 元，切片金华火腿一包 35 元。

菜单出来了：

一、章鱼大烤

鸡蛋香菇加小章鱼和切成块的五花肉开水淖过，鸡蛋煮熟剥壳，香菇洗净。把五花肉、望潮、鸡蛋、香菇放入陶瓷煲，加冰糖、黄酒、酱油，2个八角茴香、一小片桂皮，焖煮一小时，撇去浮沫和浮油，这道菜就好了。

二、青鱼三吃

鱼尾段留15公分长的一段，对剖，切成扇面状，用黄酒酱油浸一下，煎黄后做"炒划水"——这是上海本帮名菜；

鱼头切下，做粉皮鱼头煲；

中间肉段纵向切成薄片，做熏鱼。江南有道著名面食"爆鱼面"，就是用熏鱼做的，太太寿宴，就吃爆鱼面；鱼尾煎一下，然后红烧，就是"炒划水"；鱼头煎熟，可做粉皮鱼头汤。

三、盐水河虾

四、香辣面包蟹

蟹洗净，掰开壳，蟹钳用锤子敲破，起油锅，下葱姜花椒辣椒爆香，再下切块的面包蟹快炒，下黄酒、老干妈辣豆豉、酱油，加水略煮，起锅。

五、火腿煮冬笋

冬笋切滚刀块加火腿片放入煲内煮熟，撇去浮沫和油花即可。

六、荤什锦

青豆、冬笋丁、甜椒丁、胡萝卜丁、蘑菇丁、榨菜丁、土豆丁起油锅煸炒，再加入已经"水滑"的肉丁和豆腐干丁、云南鸡枞菌，加水煮熟即可，这道菜，五彩缤纷，口感纷呈，既可当菜，又可下面条，非常好吃；

七、塌棵菜炒厚百叶

这是一道常州菜。

塌棵菜略带苦味，不像上海小塘菜到了冬天非常软糯，比较"梗"，加了厚百叶同炒，百叶能使塌棵菜变糯，这道菜，碧绿中片片玉色百叶，色彩很美，口味也非常清爽。

八、酱萝卜

九、生日蛋糕

家门口有瑞莱新侨西饼屋，九寸紫芋蛋糕120元。

十、甜点：银耳川贝杏仁鸭梨羹。

银耳100克浸泡洗净后剪去根，与川贝20克，杏仁100克、冰糖150克放高压锅炖烂炖稠，再加入去皮切丁的鸭梨，炖熟即可。秋天干燥，这道甜点润肺止咳滋阴，是绝佳的食疗饮品。

十一、餐后水果：木瓜

这些菜点，总共花费300多元。按照"××酒家"的拍黄瓜标准，大概是18条黄瓜而已！

不景气时期如何省钱

"积谷防饥"是古训。

但现在大城市的年轻人里流行"负翁"和月光族——工资每月用光甚至倒欠银行卡，不留一点积蓄。

在景气时期，这种情况可能风光一时，但遇上不景气时期，月光族和负翁们的日子就度日如年，如果再遇上企业裁员又恰恰轮到自己，那就是屋漏偏遭连夜雨了。

记得看某杂志，一位月收入过万在沪工作的小白领抱怨，他的日子没法过。

仔细看他的支出，如果我是他老爸，一记"头搨"就上去了：

不吃早饭，每天午餐30元，晚餐70元，每月买流行服饰千元以上、酒吧K房瞎混又是一大笔开销，还要买薯片牛肉干、话梅等零食，还有歌星演唱会、足球门票等等等等，一万元根本不够用。

这种年轻人，没挨过饿，说句难听话，这种生活方式，穷死活该。

改革开放以后，流行一句话"能挣会花"，这句话很有道理。能挣就是会挣钱，会花就是不乱花钱，做脱底棺材。从衣食住行开门四件事看，其实，在大城市生活，有无数省钱的门道，同样消费，钱可以少用许多，省下许多，口袋里有些余钱，总比口袋空着的心态要好得多底气也足得多。绝对不能把饭店当成自家餐桌。

勤快一点，自己动手，大量的钱就省下来了。

红焖牛尾（见后文）

蚝仔煎

东亚潮州的"蠔仔煎"，薄薄一盘60多元。

到菜场鱼摊买"蛎黄"（去壳鲜蠔仔），10块钱一斤，半斤足够，一斤鸡蛋5块钱，半斤青蒜2块钱，成本仅12元。

蛎黄用清水轻轻冲洗一下，倒入一调羹白酒，加5克盐、半调羹酱油；

5只鸡蛋去壳打匀；

青大蒜取绿叶部分，切成碎末；

把蛋液、青蒜拌入蛎黄，再加20克生粉，用力搅拌成糊状；

平底不粘锅加20克油，油热后分两次煎。倒入一半蛎黄，先大火、后小火两面煎黄，即可起锅装盘。食时，佐以镇江陈醋，下酒绝配。

奶油芦笋汤

前几天路过徐家汇食品二店，见有德国进口的奶油芦笋汤罐头折价处理（未过保质期，主要因为销路欠佳，上海人不知如何加工），每罐8元。买回家后打开一尝，汤很鲜奶油味极浓，遂去菜场购鲜芦笋一斤5元，家里的南风肉切成碎末，汤煮开，放入芦笋南风肉碎末，奶白色的浓汤、碧绿的芦笋、鲜红的火腿碎末，全部成本约15元，可盛3盆，这道菜，在红房子西菜馆，每盆20元，而且还没有火腿碎末呢！

香茜爆羊羔（见后文）

这种省钱门道，几乎涵盖全部饮食领域，就看会不会动脑筋和动手做了。

人的腰杆子，有时是靠钱撑着的。花钱不是本事，挣钱才是本事。

如果钱挣得不太多，那就要量入为出积谷防饥，动点脑筋，用很少的钱照样过比较舒适的日子。

酷夏

一

"赤日炎炎似火烧"。

今年的热,史无前例。已经连续近4周40度以上。

昨天和今天更是近45度。

室外,摸到的东西都是滚烫的。

在滚滚热浪中行走,有一种气都喘不过来的感觉。

上海的热,与大西北的热不同。

大西北属大陆性气候,干热高爽。天是深蓝的,阳光虽刺眼,但风是干的。虽然热,那年夏天在西安,也是38度,但汗水蒸发极快,热得爽快。

上海近海,是湿热。天空像患了白内障,整个城市迷迷蒙蒙,气压很低,汗水不蒸发,湿漉漉的浸透衣衫,再紧贴在身上,又粘又腻,到了室内,空调大开,湿热变成湿凉,湿衣紧贴脊背,这种感觉更难受。

难受也得受。

在这种夏天,如果心随境变,人会十分烦躁。

从来不喜欢开空调,今年也只好屈尊俯就了。

不开空调,即使坐着,半小时T恤就会湿透,一天换过5件T恤。

晚上会热醒，湿衣粘在身上，痱子都开始冒头。

热的连锁反应是，舌苔变厚，食欲减退，无精打采，人越来越懈怠。

没办法，只得"生产自救"：

晨练还是要的。5：30起床，乘5：55头班地铁上班。

单位不坐班，没有上下班时间。不上班在家也行，上班是为了晨练。

地铁从江苏路到东昌路，到站后，步行去单位。途中路过饮食店买2只菜包子一杯豆浆。

半小时到办公室，T恤已经湿透。

单位的阿姨上班早，已经帮我打开办公室空调，然后把湿衣脱下，换上阿姨为我洗的T恤，吃包子、喝豆浆，打开电脑浏览。时钟刚刚指向7点。

8点开始工作。写各种各样的课题。这几天在做"上海发展生产性服务业的切入点与对策研究"、"世博会安全保卫的人力资源需求研究"、"柳州市经济社会发展战略规划（城市定位部分）"等课题，交叉写。

11：30，快餐店送来盒饭，"大荤"——大排骨、红烧肉赠同事，饭吃一半。休息半小时，聊天，看报纸。

12：00继续工作。

如果下午没有会议或课题讨论，2：00左右收工。

要么到朋友的公司去聊天，要么到福州路上海书城、陕西路地铁的"季风书苑"看看有否新书，要么到家乐福或菜场买菜，要么干脆回家。

二

这几天胃口欠佳，想了半天，定下今天的菜谱：

一、霉鲞蒸肉饼

鲞鱼号称海中最鲜的鱼，鲞鱼之味，鲜醇韵远，口感极佳，美食界素有"南鲥北鲞"和"来鲥去鲞"之说。蛋白质含量高达21%。且鳞下脂肪层厚，含大量不饱和脂肪酸，钙、磷、铁、锌、碘、硒等无机盐含量在1.2%以上，营养价值很高。清代王士雄《随息居饮食谱》记有："鲥鱼，甘平，开胃，暖脏，补虚。鲜食宜雄，甚白甚美雌者宜腌制，隔岁尤佳。"http://baike.baidu.com/view/114333.htm

浙江人认为，此鱼腌制风干，味道较之鲜食尤佳。从前，鲞鱼产量丰盈，除鲜食外，大量腌制晾干，销往各地。

在菜场的腌腊柜台，经常可以见到"咸鲞鱼"，这是江浙一带夏季平民美食。通常是鱼洗净、鱼身上铺肉糜清蒸，鱼肉细嫩咸鲜，肉糜软腴醇美，下粥佐餐绝配。

在腌腊柜，偶尔可以见到一种浑身黄色，其貌不扬的咸鲞鱼，许多人以为是超过保质期已经"蒿"掉的咸鲞鱼，往往不屑一顾。其实，这是咸鲞鱼中的极品——霉鲞。

我是听腌腊摊档宁波老板娘极力推荐，买了一条试味，从此欲罢不能。

在浙东的宁波绍兴一带，带"霉"字的加工腌制食品，如霉干菜、霉千张、霉豆腐等等都是其鲜入骨的美味，鲜鱼进行深加工后的霉鲞，同样如此。

与普通咸鲞鱼相比，霉鲞的味道更鲜，而且带有一种特殊的香味，蒸熟开锅盖，闻之食欲大增。

霉鲞不易见到且价格不菲，半斤以上的，每斤近80元，体态小的，三十四元一斤。

半斤霉鲞一条，3两精肉肉糜。

半条霉鲞仔细洗净去鳞去内脏，鱼身内外撒点白酒去腥。

肉糜用黄酒、盐、味精、葱末搅拌起劲。

在大碗内放霉鲞，然后把肉糜铺在鱼上呈肉饼状，撒几根姜丝，倒2调羹黄酒。放蒸锅大火蒸20分钟。

此菜咸鲜入味，异香扑鼻，与绿豆粥、馒头面包是绝配。

这道菜，除了上年纪的老宁波，知道的人越来越少，朋友周君，来我家尝过霉鲞蒸肉饼后才知道自己号称老宁波但孤陋寡闻不知霉鲞的。

生煸红薯梗

菜场有售红薯叶3元一把约半斤，买2把，去叶留梗，洗净切寸段，起油锅放入蒜蓉、老干妈辣豆豉大火煸炒3分钟起锅。

豆腐干、榨菜、香菇、云南鸡枞菌、红辣椒炒肉丝

五香豆腐干5块一元、榨菜一包8角，精肉一块5元，干香菇10个水发切丝，鲜红辣椒10个切碎，瓶装云南鸡枞菌2条羹。

精肉切肉丝煸炒断生，豆腐干切丝与红辣椒起油锅炸香，然后加入榨菜、香菇鸡枞菌一起翻炒，略加黄酒酱油味精，放一点水，3分钟后起锅。

朝鲜蓟拌黄瓜

嫩黄瓜2条去皮去籽切丁，用盐腌1小时，上压石块逼出水分使之更脆爽，瓶装意大利朝鲜蓟2调羹切碎，西红柿一个去皮切碎，用橄榄油、黑胡椒碎粒和少量苹果醋拌匀即可。

绿豆米仁百合汤

新鲜百合已经上市，嫩白如玉，7元一斤。挑4个大的，6元。

绿豆2两，米仁2两。

绿豆和米仁淘洗干净后放陶瓷煲内先大火后小火炖。

百合去老瓣洗净，煮至绿豆开花，放入百合、白糖。大火煮开后立即关火（这是关键，否则百合会煮烂）。焖10分钟后连煲放入冷水内激凉后放冰箱冷藏室。

再煮一锅大米粥。

整个烹调花了约一个半小时。

西瓜一个，去皮留肉切成三角块，放冰箱做餐后水果。

等太太与儿子下班回家，晚餐已备妥。

红酒是阿根廷诺顿酒庄的。这是著名的水晶饰品商施瓦洛斯奇的家族在阿根廷的酒庄，98元一瓶，酒体醇厚，色泽暗红，口感十分柔顺，绝对物超所值。

太太与儿子不喝酒，他们喝绿豆汤、大米粥。

我独饮半瓶。

一天就这样过去了。

明天吃什么？又要费一番考虑了。

想偷懒去饭店，遭到异口同声的断然拒绝。

"我们宁愿在家里吃！"

唉！厨房里没装空调，我是满头大汗弄出来的耶！

一不留神，得了个烹调奖

一

2011年9月初，何菲来电，邀我参加她担任特约责编的《食品与生活》杂志主办的《2011首届"孙桥杯"创意素食菜谱比赛》。

比赛的主题词非常明确：首先是创意，其次是素食，很有挑战性。

我随即报了一个菜名"素什锦"。她非常感兴趣，要我立刻把菜谱email过去。

正巧7月份去了甘孜康定海螺沟藏区旅游，在318国道2769公里处的二郎山上遇到塌方，旅游车受阻。一群藏民带着他们从深山老林里采摘的山珍来兜售。见有神往已久的松茸、羊肚菌和其他珍稀菌菇，且价格极为便宜，大喜过望，各买数斤带回沪。

当晚，就以松茸为"核心竞争力"，辅以羊肚菌、黑木耳、香菇、鲜蘑菇、金针菇等"综合配套"，加上鲜笋和豆制品，拟就一份菜谱发给何菲。

1. 食材

西藏松茸50克、干香菇10来个，羊肚菌10来个，鲜蘑菇100克，水发黑木耳50克，水发金针菜50克，冬笋100克，胡萝卜一根约60克，冻青豆50克，烤麸100克，素肠或市售"炸响铃"100克，豆腐干

2 块，荸荠 100 克，慈菇 100 克

2. 加工

松茸香菇羊肚菌水发，剪去根须，淘去泥沙，鲜汤备用；鲜蘑菇剪去根须洗净切片；

黑木耳剪去根洗净撕成小片；

金针菜摘去老根备用；

冬笋去壳切滚刀块（如无冬笋，菜场有售一种夏天上市的台湾甜笋，亦可用。不建议用罐头笋块，这种笋块已经煮熟，没有鲜脆感）

胡萝卜刮去皮，切滚刀块；

青豆如果有现剥的最佳，如无，可在超市购新西兰进口速冻青豆；

烤麸素肠滚水氽过，烤麸撕成小块，素肠切片；

豆腐干滚水氽去豆腥味，切斜刀块；

荸荠、慈菇削皮，荸荠切片，慈菇切滚刀块。

青豆和胡萝卜是增加色彩，荸荠和黑木耳是增加脆爽口感，素肠是增加 Q 劲。

3. 烹制

100 克食油下锅，大火煸炒冬笋、荸荠、慈菇、胡萝卜 3 分钟，然后把其余食料下锅，再翻炒，加"六月鲜"酱油、适量盐和白糖，再加水约 500 毫升，煮开，转小火烧 10 分钟，即可起锅，放入保鲜盒，冰箱冷藏室里可放一周。

如果食量小，上述食料可以成比例减半。

二

过几天，何菲来电，菜谱初审入围，但需要食料用量、烹制过程以及照片作为"申报资料"。遂立即水发菌菇、添置各种配伍食材，然后一面烧一面拍照，连夜把照片和烹制过程文字稿发了过去。

九月底，何菲通知，本人的素什锦已经获奖进入"三甲"。以下是《《食品与生活》杂志 2011 年 11 期的报道：

2011首届"孙桥杯"创意素食菜谱比赛获奖菜谱揭晓

由上海孙桥现代农业联合发展有限公司主办、上海市食品研究所《食品与生活》杂志社承办的"2011首届'孙桥杯'创意素食菜谱有奖征集（上海）"活动，9月23日，杂志社举办了专家评选会，邀请了吴晓明（上海市食品研究所所长）、俞玲（上海孙桥现代农业联合发展有限公司副总经理）、王祖光（《旅游时报》总编）、陈娟娟（上海市烹饪协会秘书长）、李兴福（国家级烹饪大师）、江礼旸（上海著名美食评论家）、葛声（上海市第六人民医院营养科主任）、薛凤祥（和记小菜总厨）组成专家评委组，从10道优秀菜谱中评出三个单项奖。

9月29日，以"相约孙桥，体验收获"为主题的"孙桥丰收节"正式拉开了帷幕。开幕式上，公布了创意素食菜谱的获奖名单：王健春制作的芋泥八宝饭获得"最佳创意菜肴奖"，杨周彝制作的私房素什锦获得"最具营养菜肴奖"，孔明珠制作的东南亚风咖喱小土豆获得"最佳风味菜肴奖"。

评委专家对本人的"素什锦"评价如下：

此菜含有大量菌菇类食材，有助于降血脂、抗癌；所含大量豆制品为人体提供优质蛋白质；还含有青豆、胡萝卜、笋等食材，味道极鲜，营养搭配均衡，非常适合中老年人食用。

三

获奖归获奖，但"丑媳妇必须面见公婆"——要亲自到孙桥现代农业园区现场表演烹制过程并让观众品尝，以避"光说不练天桥把式"之嫌，然后当场发奖。

10月5日晚，先备妥食材，再带上食油、麻油、盐糖酱油等佐料，加上一个锅子，装了一大袋，开车去孙桥。

10月6日是重阳节，60岁以上老人免票进园，吸引了很多老人游园，我们的烹调现场在中央大棚内，许多人开始聚集在烹调台前。

我先把食材展示出来，然后又写了一张菜谱放在前面。

好几个老人凑上来，仔细查看食料，然后一笔一划地抄录菜谱。

显然，我具有当街头小贩的潜质，一面起锅快炒，一面以当场品尝大声招徕，围观的人越来越多。

然后，分发事先准备的一次性塑料小碟，舀给大家品尝、评论。

人们争先恐后地递上小碟，有的干脆自己动手了，最后连锅底汤汁都倒得干干净净。

赞誉之声不绝于耳，有老人甚至说，一辈子没吃过如此鲜美的素菜。但也有人认为，食材太昂贵，难以普及。

我答道："不用松茸，可以到菜场买10块一斤的鸡腿菇、平菇、鲜香菇，慈菇可改为洋山芋，这样，价格就下来了。"

四

素什锦是一道江南春节家常菜。

春节期间，人们多食肥腻的鸡鸭鱼肉，颇思清淡食物，这时，奉上一道纯素的素什锦，往往在家宴上大受欢迎。

现在国民生活水准普遍提高，对饮食提出更高要求，少肉多素、低油寡盐已成为时尚，要实现既健康又美味的目标，我认为素什锦应该能够"一身二任"并且老幼咸宜。

素什锦起源于佛教寺庙。

中国僧尼忌荤茹素，但天天吃青菜煮豆腐，胃口一定欠佳。于是，在素菜上动脑筋，把各种食材进行搭配烹调，逐渐形成素什锦这道菜。

从前，江南富裕人家经常去寺院做佛事，寺院以素斋招待施主。通常，素斋上有很多冠以荤菜名目的素菜，如素炸丸子叫"狮子头"、用豆腐衣做"素鸭"、面筋做红烧肉等等，但素什锦却未冠荤名，仍叫素什锦，是一道颇受欢迎的佳肴，而且"偷艺"不难，一看就会。主妇们回家如法炮制，后来就流传开来了。

但是，非常奇怪，上海的大大小小餐馆基本看不到这道菜，大部分人家也淡忘了素什锦，好像只有老上海人家偶尔会做。

这道素什锦，下酒佐餐均宜。

我的经验是，素什锦食料并无定规，可随季节增删，如果没有慈菇，可以土豆代替，没有荸荠，可用山药代替，没有松茸，可用任何其他菌菇代替。

但切忌乱点鸳鸯谱，例如不能加绿叶菜如青菜芹菜塌棵菜荠菜，绿叶菜久煮变黄，色彩口感一塌糊涂；也不能以毛豆蚕豆代替青豆，不能加豆腐冬瓜南瓜丝瓜，更不能加洋葱大蒜，这些东西加进去，就变成"烂糊三鲜汤"矣。

有人在网络上吹嘘用臭豆腐做素什锦如何如何好吃，这实在像穿西装配直贡呢布鞋，抽旱烟袋喝蒜蓉咖啡，考其籍贯，一定非江南人士，这是可以断言的。

居家菜出新

一

很多朋友、同事都在抱怨，家里吃来吃去就是那么几个菜，胃口倒了，食欲没了。

到小饭店吃，盖浇饭起价10元以上，一碗味千拉面十七八元，麦当劳肯德基也不便宜。

我有时下班晚，做饭来不及，全家就到饭店吃。我一个人吃饭，街头大排档冷面冷馄饨都能对付，但太太和儿子非申粤轩、徐家厨房、东亚潮州、唐宫不去，一顿饭四五百是便宜的。

那天在一家印度人开的餐馆，飞饼、咖喱吃掉一千多，赶上吃老虎肉了。

而且餐馆的菜太油腻。

法国米其林杂志每年都在全球评价各国一流的三颗星餐馆，但只有一家香港中餐馆上榜，一些中国美食为此家愤愤不平，认为法国人以欧洲为中心，歧视咱们数千年历史文化的美食。其实，中国菜确实美味，但是缺陷也是十分明显的：太油太腻、许多物料属现代人无法接受的动物或动物器官：穿山甲、娃娃鱼、甲鱼、乌龟、熊掌、鱼翅、驼峰、鹿鞭；过分的外观装饰、过于繁杂的烹调程序等等。

二

最好就是家里做菜。

前提是要把下厨视作生活乐趣,绝对不能把做饭当成服苦役,老公老婆经过抓阄满脸愁云惨雾进厨房,做出来的一定是猪食。

总结出创新居家菜的"四项基本原则":

第一,要以创新的理念,要打破传统观念的束缚和思维定势,进行探索和尝试。要把做菜当成艺术创作过程,不要放弃任何一次出差、旅游、宴请的机会,在席间观察自己钟意的不会做的菜的口感、配料、色泽,揣摩大致的烹调方法,有时可以当面向厨师请教;要充分发挥想象力和创新精神,要把在饭店尝到的好菜印在脑海里,再加以改良提高,这样,每次做出的菜都会让大家眼睛一亮,垂涎欲滴。

第二,扬长避短。家里厨房的煤气灶,火头是无法与餐馆大灶比的,因此不能以大火炒菜为主,应以炖、煮、蒸、拌为主,尽量少用油少起油锅;

第三,只选用普通食料,青蛙、娃娃鱼、甲鱼、乌龟、鲍鱼、鱼翅之类一概不用;

第四,中西结合,扬长避短,在传统菜上寻找新的烹调方法。

我的创新居家菜:

1. 意大利南瓜汤

菜场有售的日本种红皮小南瓜,一个约一斤多,非常粉。

去皮去籽,切块后煮熟。

用粉碎机(搅拌机)打成糊状。

放锅内加高汤煮开,加盐调味,再加入一块约30克的奶油,等奶油融化后撇去浮沫,再撒上白胡椒粉即可上桌。金黄色的浓汤,口感清新浓郁,奶油与南瓜的粉绝配。

这道汤是本人在意大利驻沪领事馆签证官劳拉的家宴上现场批发的。

2. 香芋火腿煲

荔浦芋头或奉化芋头菜场有卖,一个约一斤多,足够。

到腌腊店买半斤带皮带肥肉的南风肉,这是一种味道一点不比金华火腿差,但价格却低一半的腌肉。

南风肉的肉皮用钢丝球洗干净,切成麻将牌大小的片状,芋头去皮切成手指粗细、4厘米长的条。

把南风肉和芋头条放入陶瓷煲,加高汤盖没,煮到芋头酥软即可,趁热上桌。

3. 海带豆腐味噌汤

味噌是日本大酱汤的主料,现在许多大型超市都有卖。分红白两种,500克装,约30多元一盒,这道汤,应使用白味噌。

菜场买海带结,2元一斤,买4角即够。胡萝卜一根。绢豆腐一盒。

锅内放高汤,煮开后放入海带结胡萝卜,等胡萝卜煮软后,舀出半小碗汤,一大调羹味噌(约一两)放碗内搅拌融化,再倒入锅内,等汤略开(不要沸腾),即可上桌。

这种汤,非常好喝,有一种特殊的酱香、口感浓郁。

4. 酱油干锅虾

江南人做虾,通常是盐水虾、油爆虾、加上粤菜的白灼,一共三种。

这三种做法各有利弊。

盐水虾是把活河虾(现在也用基围虾、斑节虾)剪去虾须,用黄酒、葱姜加盐水煮熟即成。

这道菜,优点是清淡,缺点是不易入味。因为盐水虾不能久煮,久煮虾肉变老就不好吃了,但略煮就无法入味。

油爆虾:把剪去虾须的活虾起大油锅炸一分钟,捞出沥干余油,等锅里油凉后再大火热油炸第二次,(这是杭州楼外楼的厨师亲口传授,炸第二次的目的是使虾壳与虾肉分离),捞出。锅内留少量余油,加糖、酱油、葱姜、一滴醋、适量水,烧开后把虾入锅焖煮收干汤汁即可。

这道菜,口感浓腴,非常好吃,但太油腻。

白灼基围虾,一度是上海餐馆的流行菜,做法极其简单,活虾入蒸笼大火蒸熟即可。吃时蘸调料。

这道菜，首先原料要极其新鲜，其次火候是关键，蒸得太久，虾肉一定变软。

经常吃到的白灼基围虾，身首分离、虾肉绵软，完全没有食虾的口感（香港人所谓的"弹牙"），原因就是上述两条。

我在上述三种虾的基础上，创造了"酱油干锅虾"，其味甚佳。

做法：活基围虾或斑节虾一斤，剪去虾须。葱末半两，姜末一调羹，盐3克，黑胡椒碎粒半调羹，白酒一调羹、"六月鲜"酱油一调羹。

把虾放入大碗，葱姜末、盐、黑胡椒、白酒与虾一起拌匀。

厚底平底锅————最近非常流行的锅具，底厚近2公分，号称可以无油炒菜——该锅最大的优点是底厚可以集聚热能——把锅放煤气灶上烧到近300度——用手甩几滴水入锅，水在锅底呈细圆珠状迅速消失即可。

把虾倒入锅内，加六月鲜酱油，（不放水），盖上锅盖焖2分钟即可起锅。

这道菜，不带一点汤汁，咸味全部入虾，虾肉的弹性得到保存，略带黑胡椒的微辣，色泽红润，配冷藏的白葡萄酒或啤酒，极好吃。

5. 红酒焖牛尾

我是在香港美食家蔡澜的"粗菜馆"第一次吃到带皮红酒焖牛尾的。

实在太好吃了。回家后念念不忘。

一次经过菜场清真柜，发现竟然有带皮牛尾卖，大喜过望，立即买了回家一试。翻阅法国菜食谱，有红酒焖牛尾的做法，立刻东施效颦。

一条牛尾，重约3-4斤。

请营业员把牛尾剁成段。

回家后大锅烧开水，放入花椒、生姜片，少量白酒。

水开后放入洗净的牛尾淖水，去掉血沫，取出凉水冲干净。

土豆一斤、胡萝卜2根，大洋葱一个，香叶3-4片，百里香干叶（大型超市有售）适量、干红半瓶（张裕、王朝、华夏均可，）六月鲜酱油约200克，糖盐味精适量。

土豆（去皮）、胡萝卜切滚刀块，洋葱切丝。

起油锅，油热后下洋葱煸香，再下牛尾煸炒，断生后倒入红酒、酱油、盐、糖、香叶、百里香、少量水。煮开后把牛尾盛入高压锅，蒸汽喷出后转小火焖半小时。

等高压锅冷却后开盖，用勺撇去浮在上面的油。

这道菜就成功了。

很少人吃过带皮的牛肉。因为牛皮是重要工业原料，吃掉可惜了。

带皮牛尾，肉是附在骨上的"活肉"，加上外面的牛皮，可以说，是牛身上最精华的部分之一。

带皮牛尾经高压锅焖煮，肉已经酥烂脱骨，骨头都可以嚼碎咽下。

红酒加香叶、百里香形成的特殊风味，带有浓烈的异国情调。

外层的牛皮，晶莹透亮，颤巍巍的，口感非常膏腴，土豆渗进汤汁的鲜美，又粉又滑。

到我家吃过红酒焖牛尾的朋友，念念不忘，都说绝不亚于蔡澜的粗菜馆。

这道菜一凉就结冻，由于出锅时已把浮油全部撇尽，因此脂肪含量非常低。

我尝试过不用红酒用黄酒、不用香叶、百里香，用茴香桂皮花椒做红焖牛尾，效果就差多了。

6. 干贝冬蓉

鸡汤半锅，冬瓜2斤，干贝十几粒。

干贝洗一下，放小碗，倒入一两黄酒，放微波炉大火3分钟发透。然后把干贝撕成细丝。

冬瓜去皮去籽切小块，与干贝一起放入鸡汤煮熟。

连汤舀出冬瓜干贝，放入搅拌器打成糊状，再下锅煮沸即成。

美味伴侣：香料

一

这几年，人们一听到"添加剂"三个字，就会谈虎色变，唯恐避之不速。

其实，大可不必"泼洗澡水连孩子一起泼掉"——食用添加剂其实与人类餐饮史一样古老。说句笑话，最原始最基本的添加剂就是水，我们的远祖北京猿人，用篝火陶罐煮食蔬菜肉类块根，没有水是断然不成的。

传统的添加剂，都是植物的根茎皮叶花和果实，如葱姜蒜、芫荽（香菜）、洋葱、薄荷、胡椒、肉桂、豆蔻、花椒、丁香、芝麻、孜然、百里香、罗勒等等，还有就是天然矿物，如食盐。

人类餐饮文化发展到今天，已经完全离不开食物添加剂。添加剂通常可分为天然的和人工合成的，人工合成添加剂里还可分天然植物香料合成添加剂和化学添加剂。天然植物香料合成添加剂，例如著名的五香粉、咖喱粉，是用各种天然植物香料按照不同比例配制而成，而化学添加剂，是人工合成的化学品，其中某些添加剂，如苏丹红，过量使用会对健康造成危害。

远古先民，从狩猎游牧到刀耕火种，他们的餐饮远不如现代人精细和丰盛，猎到野兽，网到鱼虾，先是茹毛饮血生食，后来逐步进化到用篝火烤熟再吃。有时，烤肉烤鱼偶然沾上盐巴或某种植物种子和花叶，觉得味道顿时改观，于是先民们开始有意识地专门寻找能够改善或消除动物腥膻味的植物，这就是原始的植物添加剂——香料的起源。随着农耕生活的进化，先民发现用微生物和萃取技术能够加工更好的香料，那就是酒、醋、酱和酱油、麻油、芥末、豆豉等等，这些香料进入人类的餐饮生活以后，成为全球各民族一日三餐须臾不可或缺的天然添加剂了。

中国人评价某个菜，往往说"色香味俱全"。一道好菜，首先是"色"，炒青菜必须保持翠绿、红烧肉应该酱色浓郁、番茄炒蛋就要红黄相间、清蒸鲞鱼则要银光闪闪，否则无法引起食欲的。

有了"色"，仅仅是第一步，然后就是"香"。香从何来？除了食材自身的新鲜以外，就靠香料。

鱼肉类食材，通常都有不同的腥膻味，如果不添加各种香料，难以入口。

比方说蒸鱼煮肉必须加酒和葱姜蒜。鱼有腥味是因为含有三甲胺，死鱼中三甲胺更多，三甲胺不易溶于水，但易化解于酒精，酒可去掉鱼类的腥味，也可去掉肉类的腥味。所以烧鱼时加些酒，能去掉腥味，使鱼更好吃。

酒的作用并不仅仅如此，食物中的脂肪在烧煮时，会发生部分水解，生成酸和醇。当加入酒（含乙醇）、醋（含醋酸）等调味辅料时，酸和醇相互间发生酯化反应，生成具有芳香味的酯。

其他天然香料，则能够为各种食物增加各种风味。

有了"色"和"香"，再佐以针对食材特性和菜肴的要求，进行恰如其分的烹制，一道美食就成功了。

二

我的厨房，放满了各种天然香料，多年的家居烹调，使我逐渐掌握了香料的用途和用量，这对新手下厨，有参考价值：

一、用途

大部分浓郁型香料，如桂皮、八角、五香粉、豆蔻、丁香、孜然、肉桂叶（香叶）主要适用于鱼肉类荤食烹调，中餐烹饪蔬菜，基本不用这些香料，炒青菜豆角西葫芦，硬要用，会画蛇添足、适得其反。

蔬菜用香料，主要在凉拌菜方面，需要添加的是酱油、麻油和香醋，以及少量鲜罗勒叶和鲜薄荷叶。

在烹制鱼肉鸡鸭时，快炒类菜，例如炒肉片、炒鸡丁、炒鱼片，除了黄酒葱姜花椒，不需要放很多香料，只有在做红烧类、焖煮类、煲类菜，才需要通过香料增加食物的特殊风味：

咖喱鸡

到菜场家禽摊挑选一只黄嘴黄脚黄毛的嫩活土鸡，这种鸡味道最鲜美而有特殊的鸡香，3斤左右，请摊主宰杀，去掉鸡头、屁股和内脏，土豆3个约200克、胡萝卜一根100克、洋葱一只100克，超市买咖喱一盒。

土鸡洗净切3厘米方块，土豆胡萝卜削皮切滚刀块，洋葱切碎块。

炒菜锅下50克食油，大火等油滚。然后下洋葱煸炒一分钟，再下鸡块翻炒到半熟，下土豆胡萝卜，翻炒后加水与食料齐平，大火煮开后，倒入陶瓷煲，继续小火焖煮约半小时。等鸡肉已软熟、土豆酥软，把一盒咖喱放入煲内，煤气关火，让咖喱融化，期间轻轻用勺翻拌几次让咖喱融化均匀，然后再开小火煮沸即可。

为什么要关火？由于土豆已经酥软，汤汁变稠，如果不关火等咖喱融化，整锅菜可能会粘煲底烧焦。

煮一锅米饭，用大盆装饭，再舀上几勺热气腾腾、香味扑鼻、汤汁浓稠的咖喱鸡，一盘美味的咖喱鸡饭就成功了。

如果把鸡换成牛肉，用同样方法，就是咖喱牛肉。

二、用量

香料使用，绝非"多多益善"而要用量适当，否则一定"过犹不及"。按照我的经验，食材与干香料的比例为200：1到1000：1，也就是1公斤牛羊肉，最多添加5克八角茴香和桂皮，二三片肉桂叶，香料太多，会产生异味，毁掉一锅好菜。但是，一些新鲜香料，如葱姜蒜，可根据菜肴特点增加用量。

葱烤鲫鱼

一斤10条的鲫鱼20条，去鳞去腮去内脏洗净吹干，平底不粘锅放油、姜片烧热，鲫鱼两面煎黄；香葱2斤去根洗净，切成10厘米段，油锅大火爆炒断生，再用陶瓷煲，煲底垫一层香葱，铺一层鲫鱼，再一层葱一层鱼，倒入半斤镇江香醋、鲜酱油约一两，一两白糖，半斤克黄酒，一调羹红烧酱油，再加水至满，小火焖煮3小时，再大火收干汤汁，趁热放入乐扣盒盖紧。

这是一道宁波名菜。其特点是使用大量鲜葱，经数小时焖煮，鲫鱼酸甜，香葱则软腴鲜香，是佐餐和下酒的美味。

这道菜的秘诀，是放入多达半斤的镇江香醋，有人认为会太酸，其实，在焖煮过程中，香醋的酸味已经蒸发，而且经过醋的化学反应，鱼骨已经酥软，可连骨嚼下，补充钙质。

三

许多新鲜香料，可以自己栽培。

现在的花鸟市场，有各种小型盆栽绿色观叶植物出售，买来放在家里，即可点缀室内环境，还能够吸附有害气体，颇受欢迎。

在众多的盆栽观叶植物中，有一类是绿叶香料，包括罗勒、百里香、胡椒薄荷、藿香等等，它能为家庭栽培带来第三种意想不到的效用，这就是为居家烹饪的增添风味。

介绍几种适合居家盆栽的香料植物：

1. 罗勒

罗勒（Basil），别名九层塔，属唇形科，一年生草本植物。罗勒是所有香草植物中运用最广泛的食材，有强身、健胃、解热、通经之功效，明代李时珍的《本草纲目》已把罗勒列为菜部。罗勒的嫩茎叶可加入凉拌菜，或煮面条、油炸、作馅、作汤及炒食，同时，也是烹调精美菜肴中色香味独具的调味佐料佳品。方式多样，风味独特。将罗勒叶片混入热水中沐浴、蒸脸，可消除疲劳。茶饮可直接冲泡或混入牛奶中，风味独特。直接采摘叶片闻一下，可驱赶睡意。罗勒的香气可驱赶蚊虫。

到花市买一两盆罗勒回家栽培，平时只要注意浇水和适当日晒即可，非常简便。在做凉拌菜（参见"屋里厢造洋饭"）时，摘几片鲜罗勒叶，切碎拌入即可。

2. 百里香（thyme）

盆栽百里香株高约40厘米，全株具有香气和温和的辛味。叶灰绿色，初夏开花，花白带红色。新鲜百里香泡茶能够帮助消化、消除肠胃胀气并解酒，浸剂中加蜂蜜可治痉咳、感冒和喉咙痛。泡澡亦有舒缓和镇定神经之效。

新鲜百里香叶片可作为香料烹制各式肉类、鱼贝类料理，风味独特，这里介绍一款**百里香鲑鱼炒饭**：

材料：鸡蛋3个，洋葱丁50克，葱末适量，鲑鱼100克，新鲜百里香3～4枝，生菜2片，白饭200克，食油30克，芝麻5克，盐5克，黑胡椒粉2克。

制作：鲑鱼切丁备用；百里香取叶去梗；生菜切丝备用。热油锅，先将蛋打匀炒熟，再加入洋葱丁、葱末及鲑鱼丁炒至半熟，接着将百里香叶及材料依序下锅炒匀至米饭粒粒松散，即可起锅。

3. 紫苏

紫苏叶是一种在中国南方地区广为使用的美味的调味品，人们常常用它的叶子来做菜，日本人多用于料理，紫苏叶是日本料理生鱼片和寿司必不可少的调味品。原产中国，主要分布于印度、缅甸、日本、朝鲜、韩国、印度尼西亚和俄罗斯等国家。中国华北、华中、华南、西南及台湾省均有野生种和栽培种。

《本草纲目》记载："紫苏嫩时有叶，和蔬茹之，或盐及梅卤作菹食甚香，夏月作熟汤饮之"，可见紫苏在中国人的饮食中很常见。

中国人用紫苏烹制各种菜肴，常佐鱼蟹食用，烹制的菜肴包括紫苏干烧鱼、紫苏鸭、紫苏炒田螺、苏盐贴饼、紫苏百合炒羊肉、铜盆紫苏蒸乳羊等菜肴。

家里用花盆栽种紫苏，非常方便。淘宝网购买紫苏籽，春天下种，夏天就有一大盆叶面翠绿，背面呈现漂亮紫色的紫苏了。

创意半成品

入夜,华灯初上。见一对衣着入时的小夫妻拽着七八岁的女儿进火锅店,小姑娘"扭股糖"似的扭着不肯进去:"又是吃火锅,又是吃火锅,我就不要吃么!"

父母一脸无奈,最终还是把她硬拉进去了。

显然,这是一对不下厨的夫妇,天天"外食",把孩子都吃怕了。

经常听到一些八零后年轻人在炫耀:"我们结婚3年没进过厨房。要么外面吃,要么蹭老的。"

我听了颇不以为然。

以不进厨房和蹭老为荣,值得炫耀么?

会做一手好菜,能增加生活乐趣,更有亲自劳动的欢愉和成就感,还能节省很大一笔额外的开支,省下的钱,买什么不好偏要交给火锅店呢?

其实,下厨不难,只要迈出第一步,以后就都迎刃而解了。

现在的城市,生活节奏很快,但服务的日益细化,省却了许多原先下厨的烦恼。

从前,要想吃蚕豆、毛豆、豌豆等新鲜豆类,剥壳是最繁琐的一件事。小孩子一被妈妈拽住剥毛豆,整个下午就不要玩了。

砧板功夫欠佳,无妨,现在的肉摊,都代客加工,要肉丝有肉丝,要肉片有肉片；鸡鸭也无需亲自动手杀，都有人代劳。

超市冷冻柜里琳琅满目的半成品，从主食到点心、从鱼肉到菜蔬，买回家，蒸煮炸炒一下，放微波炉转几圈就成。

这些半成品，如果加一点创意，突破说明书上的"基本设定"，就会变成一道新的别具一格的美味了，非常受欢迎：

1. 孜然香菜炒羊羔

超市有盒装羊肉卷，是为涮羊肉准备的，没有人想过除了涮羊肉还能有其他吃法，但我别出心裁地做成炒菜，面目一新。

材料：

涮羊肉一盒 250 克；

半斤香菜（芫荽）；

5 克孜然；

1 调羹"老干妈"辣豆豉；

黄酒、酱油、盐。

加工：

羊肉自然解冻，加孜然（一种香料超市有售）黄酒和少量酱油拌匀；

香菜去黄叶洗净切碎；

下油 25 克起油锅，油热后，放盐 3 克，喜欢吃辣的，可以在起油锅时，放 2 只切碎的红尖椒，然后下羊肉煸炒，断生后加一调羹老干妈，同时下香菜末，再煸炒 2 分钟起锅装盆。

这道菜，红绿相间，鲜嫩丰腴、香辣可口，由于加了孜然，有异域风味，既可下酒，更能下饭。

2. 用瓶装臭豆腐乳自制油炸臭豆腐（见后文）

3. 豆豉鲮鱼茄子煲

超市有售豆豉鲮鱼罐头，约 10 元一听，打开罐头，把鲮鱼切成碎块。

嫩茄子一斤，去蒂刨皮切成手指粗细条状。

起油锅，煸炒茄子，等 8 分熟，下豆豉鲮鱼，再放适量黄酒酱油和盐调味，加适量水，2分钟起锅，一道豉香浓郁，广东风味的创意菜就成功了。

4. 培根炒荷兰豆

超市有售培根，这是一种切成薄片的西式烟熏生猪肉，味微咸，西餐中通常油炸后夹面包吃，许多宾馆的自助早餐都有。但油炸的培根过于肥腻，而且吃法单一。

到超市买培根一包约250克，用半包。另外半包冰箱冷藏。

荷兰豆是一种嫩豌豆荚，菜场有卖。

荷兰豆半斤，洗净，撕去老筋，切成小段，

起油锅，把250克培根翻炒一下，起锅。

锅内的余油再大火烧热，下适量盐，煸炒荷兰豆约20秒，再下培根，倒适量黄酒和酱油，翻炒数下，即可起锅装盘。

烹制要点，炒荷兰豆一定要猛火快炒，如果煸炒时间略长，荷兰豆颜色变黄，"色香味尽去矣。"

这道菜，翠绿的荷兰豆和红白相间的培根，色泽鲜艳，脆爽的荷兰豆配淡淡烟熏味的培根，口感十分别致，而且烹制极为简单。

5. 瓜姜毛豆

材料：

超市有售瓶装酱菜。买一瓶子姜、一瓶酱瓜。

菜场买半斤去壳鲜毛豆。买时注意，一定选颜色翠绿现剥的，如果毛豆色泽黯淡，就不能要。

新鲜红尖椒2只。（不吃辣的，可不放红辣椒）

白糖适量。

加工：

子姜和酱瓜切小丁，凉水冲洗一下，洗去咸味。毛豆洗净。

起油锅，放油25克，下切碎的尖椒爆一下，再下毛豆煸炒2分钟，（此时不能加水），煸到毛豆皮起皱，盛出；

再放少量油，大火煸炒子姜和酱瓜约20秒，然后加入毛豆、适量白糖，约50克水，翻炒到汤汁收干，即可起锅装盆。

这道菜，红褐黄绿相间，咸鲜微辣脆糯，是夏季消暑佳品，佐以绿豆粥、白粥甚至泡饭，绝配。而且可在冰箱储存数日。

6. 奶油栗子泥

栗子蛋糕 Mont-Blanc，一向是西饼店的贵族，正宗的法式蒙布朗是用栗子泥做的，以阿尔卑斯山主峰勃朗峰命名，非常好吃，但价格比同类蛋糕贵一倍。

自制栗子泥，成本非常低廉，但口感与西饼店一样。

超市有卖速冻栗子和盒装奶油。

材料：

一包速冻去壳煮熟栗子500克，约20元；50克奶油，约5元；白糖100克，1元；朗姆酒或白兰地酒25克；牛奶400克。

加工：

栗子微波炉解冻后加牛奶，放进家用粉碎机打成糊状；

炒菜锅洗净，开中火，放入奶油使之溶化，然后放入栗子泥和牛奶，再放糖，煤气转小火，用锅铲翻炒到冒热气，加25克朗姆酒或白兰地，继续翻炒，等栗子泥变稠，即可起锅装入塑料盒。

栗子泥凉后，家里如果有蛋糕裱花器（俗称蛋筒，超市有售），把栗子泥从裱花器里挤出，盘成山峰状，就是"山寨蒙布朗"了，拿出来招待朋友，一定让她们眼睛一亮。

五道菜加一道点心，创意成分颇高，技术难度很低，一学就会，耗时不会超过2小时，耗资约120元，远低于3口之家上火锅店的开支，拿出来宴客也很有格调，不妨一试。

小火炖融东坡肉

星期天清晨逛江苏路桥下跳蚤市场，一位老太在摆地摊出售家里的杂物。有一只索价10元的棕色椭圆形锅子引起我的注意，这只锅子初看像陶器，但份量极重，显然既非陶煲，更不是铜铝制品，沉重的锅盖上镌着一行花体英文。

前面有个中年妇女掂了掂锅子的重量说："这么重。"转身离去。

我立即上前掏钱买下。老太太称赞一句："还是侬识货。"

真的买到好东西了。我知道，这只锅子学名叫"珐琅铸铁锅"，是欧洲上世纪70年代发明的新一代厨具，最初只为专业厨师定做，据说米其林三星级大厨都使用这种锅子，近几年开始进入中国市场，但价格昂贵，知道如何使用的的人很少。

我买的这口锅，是比利时一家知名厨具公司的产品，新价超过2000元。

珐琅铸铁锅的锅体厚达10毫米，加热快、保温时间长，煤气小火开十几分钟，整个锅子进入沸腾状态，内功尽显，用很小的火力就能维持住这种状态，沉重的锅盖非常密闭，锅盖内顶布满乳钉，锅内蒸汽在锅盖凝聚后再滴下来，使锅内的汤汁始终保持浓郁而不会蒸发。

回家后，用洗洁精百洁布彻底清洗后，开始试锅，做一道"**土豆烧牛肉**"。

2斤牛腩、3只土豆、一只洋葱、2根胡萝卜，红酒200毫升、干罗勒叶3克、香叶4片、黑胡椒颗粒10克、盐15克、酱油50毫升，糖50克，油25克。

土豆胡萝卜洗净去皮，切滚刀块，洋葱切碎备用，牛腩切3厘米方块，滚水氽5分钟，再洗去浮沫。

珐琅铸铁锅放煤气灶上，小火预热2分钟，下油，等油热后，下洋葱煸炒一分钟煸出香味，再下土豆胡萝卜翻炒2分钟，放入牛腩继续翻炒一分钟，加红酒、酱油、盐、糖、罗勒、香叶和黑胡椒，翻炒到所有食材均匀地沾上酱油后，加400毫升清水，盖上锅盖，煤气开绿豆大小闷烧。

一小时后打开锅盖，厨房里弥漫着令人垂涎欲滴的肉香，汤汁接近收干，牛腩已经烂熟，趁热尝，实在好吃。难怪当年赫鲁晓夫会说，吃上土豆烧牛肉就是共产主义了。

第二天，我把这道菜带到单位，中午在食堂与同事们共享。

80后新婚的L博士，吃了一筷，惊呼："杨老师，你做的牛肉怎么这样好吃？我烧的牛肉，根本咬不动，老婆的牙齿差点断掉。"

"小伙子，你刚涉足厨艺，尚未入门，尤其在火候方面。"我笑答，然后开始向他讲授烧菜最重要的环节——火候。

火候是指烹饪时火力的强弱和时间的长短。火候可分为旺火、大火、中火、小火，餐馆的喷油灶才有旺火，一般家用燃气灶，只有大、中、小火。

居家烹调，要"因地制宜"地适应燃气灶火头和食材的特性，控制火候，掌握不同食材的烧煮时间，才能够烧出一道好菜。

大火：

中国人吃蔬菜，讲究鲜嫩翠爽，因此绿叶蔬菜需要大火热锅快炒，要等到锅内油温达到200度左右油开始沸腾，这时下锅再迅速翻炒十几秒，再盖锅盖焖一二分钟即可起锅。

用蒸锅蒸鲜鱼，火候是决定成败的关键。火候不到，鱼未蒸熟；火候过度，鱼肉变老，蒸鱼特有的鲜嫩神韵尽失。蒸鱼宜用大火，需要根据鱼"身材"的厚度与大小，决定蒸鱼时间。

鲞鱼（曹白鱼）、带鱼、鳊鱼、鲳鱼、比目鱼、左口鱼等"身材"较薄的鱼，等蒸锅水沸后，把鱼放入蒸格，大火蒸8—10分钟，等鱼眼外凸，正好。

"身材"较厚的鱼，如鲫鱼、青鱼、鳜鱼，视鱼的大小，需要12—13分钟。看鱼是否蒸至恰到好处，可用筷子轻戳鱼背，如果鱼肉呈透明色，则尚未蒸熟，还需要蒸一二分钟。每次蒸鱼我都用厨房定时器（超市有售），定好时间，等铃声一响，即关火出锅。

中小火：

一些需要煎炸的菜肴，如猪排、春卷、炸鱼、炸花生米，以中小火为宜，如果使用大火，往往会外焦内生，难以入口。

由于家用燃气灶火头无法与餐馆喷油灶相提并论，因此我做菜，除了炒蔬菜、蒸鱼、做粉蒸肉用大火外，大部分菜肴都用中小火甚至微火，以炖、煮、煲、焖、煎为主。

现在市售的陶瓷煲、不锈钢厚底锅、珐琅铸铁锅、玻璃锅，适合家用燃气灶的中小火，炖汤煲羹、闷烧各种肉类，但非常讲究时间。

L博士的牛肉咬不动，关键在于小青年性急，食材下锅后，急不可耐地守候在煤气灶旁，这样的烹调，火候肯定未到，菜肴的质量也就可想而知了。

大美食家苏东坡，1000多年前发明的东坡肉，至今是杭帮菜明星，脍炙人口。

苏东坡流放黄州时曾做《猪肉颂》："净洗铛，少著水，柴头罨烟焰不起。待他自熟莫催他，火候足时他自美。黄州好猪肉，价贱如泥土。贵者不肯吃，贫者不解煮，早辰起来打两碗，饱得自家君莫管。"

这首诗，道出了用小火甚至微火炖煮肉类的秘诀。

谚云："心急吃不了热豆腐"，放在烹调上，是心急咬不动硬肉。做红烧肉、老鸭煲、炖牛腩、焖猪手，需要有充分的耐心，陶瓷煲放煤气灶上，煮沸后转绿豆大小的火，算好时间，离开煤气灶，到时过来看看，炖上一二小时，经过这样的微火焖煮，再硬的猪骨牛筋都会炖烂。

我经常做"**东坡肉**"，这是杭州著名厨师传授的。

带皮五花肉 2 斤、酱油 100 克、冰糖 40 克、上等黄酒一瓶 500 毫升、八角茴香一颗。

五花肉切成 5 厘米方块，滚水氽去血沫，洗净，放入陶瓷煲，加酱油、冰糖、八角和黄酒一瓶，（注意，不能加水），先大火煮沸，用勺撇去浮沫，再转微火焖煮二小时，而且要随时关注汤汁是否收干烧焦粘底，肉是否已经软烂，这样才能达到苏东坡所谓的"待他自熟莫催他，火候足时他自美"的境界。

然后，再将肉块肉皮朝上装入炖盅中，加肉汁，上笼蒸 10 分钟即成。

许多人不解，为何要放这么多黄酒？酒味不会太浓么？

这是东坡肉第一个秘诀。通常烧荤菜，黄酒仅是除腥的点缀，充其量放一调羹，但做东坡肉则一反常态，黄酒要整整一瓶，在二小时的炖煮过程中，黄酒的酒精会逐渐蒸发，而黄酒特有的鲜香却融入肉中，形成了东坡肉特有的肉香。

东坡肉的第二个秘诀是：炖煮半小时后，猪肉的油脂开始浮出，这时，不断用勺撇去煲内浮油，此举能减少肥肉的脂肪含量和油腻感，使东坡肉色泽红亮，味醇汁浓，酥烂而形不碎，香糯而不腻口。

踏青野餐去

阳春三月,春回大地满眼青翠,正是结伴郊游踏青的好时光。

在风和日丽的晴空阳光下,濛濛春雨中,漫步田埂原野,疾行山道林间,垂钓溪边湖畔,实乃人生一大快事。

走累了找片草地,坐下呼吸着带着泥土芬芳的空气,摊开塑料布,摆上杯碟碗筷刀叉,取出各种美味佳肴啤酒饮料,野餐就在杯觥交错欢声笑语中开始了。

通常的野餐,分"无火"和"有火"两种。

但是,一个属于中西方餐饮文化的问题出现了:

野餐宜西食不宜中餐。

中餐的特点,以热炒热食为主,包括菜肴和主食点心,冷食乏味。

试想,在郊外野餐时拿出冰冷的小笼包粢饭糕葱油饼蚝油牛肉红烧鲳鱼炒鳝糊炖蹄膀,有胃口吃吗?

但如果面对土豆色拉咸棍面包德国咸猪手英国黄油法式奶酪碧绿黄瓜艳红草莓和冒着细密泡沫的金色啤酒,谁会无动于衷不垂涎欲滴呢?

无火野餐比较容易搞定。

在驴友或亲朋家人们确定行程后,可以到大型超市买到所需的一切。

组织者可根据每个人的偏好与食量，提前备妥野餐食品。

这时，部分中餐凉菜点心，如灯影牛肉、卤鸡爪蹄膀、笋煮豆、盐水花生、熏鱼等等，亦可进入采购目录。

然后，一次性餐具加大块塑料布，一次无火野餐就备妥了。

有火野餐稍稍复杂一些。

首先，要准备野外烧烤炉，烧烤用木炭，罐装助燃剂，烧烤用铁钎和铝箔，以及一次性碗筷刀叉；

然后准备烧烤食料：生鸡翅鸡腿、生香肠、新鲜秋刀鱼、银鳕鱼、鱿鱼、生玉米红薯土豆，印度飞饼，考究一点的，可以准备生牛排羊排，还有就是用于食料事先腌制的酱料。

上述物料用具，在家乐福、乐购等大型超市里都有，可先开采购清单然后逐项购买。

友情提示：

对烧烤野餐而言，要注意选址防火——不能在易燃的草堆柴堆住宅仓库附近和森林里动火，风吹动炭火火星，容易引发火灾；最好在草地上，河边湖畔摆放烧烤炉；

在烧烤时一些容易烤焦的食物，可用铝箔包裹后再烤；

烧烤完成后，应该在炭火上浇水灭火，决不能把炭火随意倾倒，以免死灰复燃；

为此建议，第一次野外烧烤，最好找有经验的人同行，从选址、点火、腌制食料到看火候，边烤边吃边学；

最后，不论无火还是有火野餐，一定要做到"落手清"，即不能扔下肴核垃圾、满地狼藉拍屁股走人，要备妥垃圾袋，把所有废弃物都装进去带走扔进垃圾桶。

我喜欢野外烧烤。人类的进化，火是第一因素。如果没有火，人类可能还在树上啃野果树叶，与猿猴为邻。

正是火，把人类带进文明。

但非常遗憾，现代的城市人，除了煤气灶上绿豆大小的蓝色火焰，根本看不到真正的火。

野外烧烤，面对飞舞的火焰和彤彤的炭火，用铁钎穿起烤熟的肉，大家会莫名的欢欣，因为火唤醒了我们的沉睡的记忆、躁动的野性以及饕餮的食欲。

屋里厢造"洋饭"

所谓洋饭即西餐，清末民初一度称"番菜"，是指"中饭"（非午饭，乃中餐，相对洋饭而言）以外的全部异国餐饮。

吃腻了红烧肉水煮鱼清炒虾仁麻婆豆腐熟泡面冷冻水饺十三香小龙虾，总想换换口味，洋饭就非常自然地进入人们视线了。

洋饭与中饭，口感迥然而异。

究其原因，佐料与材料搭配各异其趣使然。

例如，中餐馆绝对不会端出一盘"洋葱炒蘑菇"，因为中餐没有这种搭配，硬炒出来味道一定怪怪的。

但洋饭里却有一道"奶油蘑菇汤"——这是英国女王宴客必备的名汤。

居家自造洋饭，需要做的，第一是备妥各种洋饭佐料，例如奶油、黑白胡椒、罗勒、百里香叶、番茄酱、橄榄油、辣酱油、苹果醋等等，这些东西，在家乐福麦德龙都有售；其次是买一本西餐烹调书，学着做；第三就是成功后邀请朋友来家尝洋饭了。

介绍本人尝试过的几款屋里厢自造山寨"洋饭"：

1. 奶油蘑菇汤

奶油25克，高汤250毫升，鲜蘑菇250克、洋葱100克，牛奶300毫升，面粉少许、黑胡椒颗粒少许。

洋葱切碎粒、蘑菇切薄片，起油锅放入奶油，油热后倒入洋葱小火煸炒到熟软，再倒入蘑菇煸炒至熟，撒入适量干面粉翻炒至稠，再倒入高汤，放汤锅内炖 10 分钟，倒入牛奶，煮开后放盐调味，最后倒入黑胡椒颗粒即成。

2. 炸猪排

大排骨 6 块，放砧板上用菜刀背拍松，放盘内用葱结、姜块、绍酒、精盐、味精、胡椒粉浸渍数分钟；鸡蛋 2 只，留蛋清去蛋黄，蛋清打匀，加入面粉和适量水调匀，起大油锅，猪排在蛋液里蘸满蛋液，入油锅炸 2 分钟即成，吃时，配辣酱油。

3. 九层塔色拉

鲜罗勒叶，又名九层塔，带有特殊清香，是西餐的重要调味品。一些超市和菜场有售。

主料：水果玉米粒、鲜嫩豌豆粒、嫩黄瓜削皮去籽、胡萝卜丁、西红柿去皮去籽、鲜山药去皮，全部切丁。总量一大碗，配比自定，选料可以根据自己偏好随意增减，如新鲜荸荠、鲜藕、苹果、梨、西芹、洋葱等等，但罗勒叶必不可少。

色拉酱：苹果酒醋约二调羹，橄榄油二调羹，鲜酱油、黑胡椒颗粒若干，放碗里调匀。

新鲜罗勒叶约 25 克，切碎后一起拌匀即可。考究的还可以放一些切碎的奶酪。这道菜，色泽艳丽，口感清新、

4. 咸菜银鳕鱼

这是融合中西饭的佳肴。

银鳕鱼多肉少刺，是西餐重要原料，但淡而无味。

用雪里蕻咸菜同烧，雪菜去腥且咸鲜味深入鱼肉，非常好吃。

银鳕鱼 400 克、雪菜 150 克、冬笋 50 克、葱姜末、红辣椒、胡椒粉、盐、味精、黄酒少许。

将银鳕鱼先用盐涂抹，再撒几颗花椒，腌制 1 小时然后平底锅两面煎黄，雪菜、辣椒、冬笋均切成末，与葱姜末放在油中煸炒出香味，加进黄酒、盐、味精，然后加水，放入银鳕鱼同烧至汤沸即可。

这样，再加红酒和面包，一顿丰盛的洋饭完成了。

外食洋饭，所费不赀，居家自造，物美价廉，不妨一试。

"少许"的学问

一

凡初学做菜的人，往往会买上几本对自己口味的地方菜家常菜谱，或者直接在网络上搜寻美食网站，按照菜谱上食材选择和配比用量，进行学习和尝试。

在下厨过程中，他们发现，大部分中餐菜谱上，对食材的分量都有明确表述，如里脊肉100克、鸡蛋5只、土豆200克、芹菜去叶250克等等，但在调味品方面，没有精确计量，通常都是盐少许、糖少许、酱油适量、黄酒适量。

"少许"或"适量"到底是多少？这颇令大部分烹调菜鸟十分困惑，有的甚至愤愤然。我的朋友S君，兴致勃勃地对照刚买来《川菜食谱》上的"鱼香肉丝"进行依样画葫芦地克隆，洗切完全按照食谱程序，然后热油锅下肉丝煸炒，当他准备添加酱油盐糖时，发现都是"少许"而无从下手，愣了半分钟，肉丝烧焦，S君发火了："妈的，干嘛不写写清楚？"

我颇能理解S君的心情。"少许、适量"确实难倒了初学者。

但换言之，所有菜谱把调味品的用量精确到克，就能做出好菜么？未必。

上世纪五十年代初，中苏关系正处于蜜月期，当时的苏联中央计划经济模式，已经发展到"走火入魔"的地步：政府竟然制定全国企事业单位的"午餐国家标准"：面包200克、汤一道（食材完全按国标，多少克牛肉土豆胡萝卜洋葱）、烤肉一块、黄油一块等等。

我的恩师姚锡棠先生当年在苏联留学，他从莫斯科到斯大林格勒，从里加到基辅，所有的午餐从分量到口感都一模一样，吃得苦不堪言。而许多到过中国的苏联政府官员和专家，吃过美味的中餐后，念念不忘。于是，苏联政府邀请著名的北京饭店到莫斯科开设分店。我们派出了最好的厨师，带去了纯正的食材和调味品，现场展示手艺。一时间，莫斯科北京饭店冠盖如云、宾客接踵。

为了学习和掌握中餐技艺，莫斯科政府为每个中国厨师配备了3个助手兼学徒，从洗切开始直到上灶的每一个环节，都极为认真地学习。

洗切不难，但上灶烹炒难坏了这群俄罗斯小伙子。他们无法掌握火候和翻炒，以及中国厨师随手舀一勺盐、一调羹酱油黄酒的具体数量，尽管师傅毫无保留当面传授，但徒弟们炒出来的菜还是不堪人口。

笨人有笨办法。他们把照相机、电影摄影机、秒表、天平秤搬进厨房，中国厨师炒芙蓉鸡片，一个小伙子依样画葫芦地模仿，旁边的助手有的做记录有的掐秒表有的现场拍摄：油下锅几分钟才能下鸡片，中国师傅一共翻炒了几下，共持续多少秒；中国师傅舀一勺盐，另外一个徒弟也舀一勺放到天平上称重，然后全部记录在案。

这样的现场学习记录，可谓完美无缺，但六十年代中苏关系恶化后，中国厨师回国，这些俄罗斯徒弟按照文字记录和照片电影做中国菜，还是缺乏中餐神韵，据说，这些徒弟后来都改行去烧他们的国标午餐了。

二

中餐和西餐，是东西方文化的体现。

西方文化讲究逻辑推理、理性认识、实证和精确，体现在餐饮上，也是如此。肯德基麦当劳，全世界几万家分店，从布宜诺斯艾利斯到内罗毕，餐馆布置陈设、食物品种、分量用料、味道口感完全一样，体现了工业化生产的精确，展示了西方文化典型特征。

与西方文化不同，中华文化的特性是辩证、感性、直觉、融合，体现在餐饮上，中国人追求的是一种美食意境，融"色、香、味、形、器"为一体，加上"良辰美景赏心乐事"，形成美食意境化。而这种美食意境化，很难用文字描述或精确数据化。

中餐的饮食观源于中国传统哲学思想，美学感性追求超越了理性。中国菜的制作方法是调和鼎鼐，形成美味。讲究的就是厨艺上的感觉和整体的融合。

因此，同样做一道菜，学西餐可以完全按照食谱一步不差地做出烤牛排炸鸡和披萨披萨，而中餐就难得多，单凭菜谱，根本做不出美味，需要不断实践不断感悟，才能够渐入佳境。

中餐和西餐，是东西方文化在"吃"的领域具体体现。

八零年代初，著名女作家黄宗英陪同一位德国女植物学家到西藏墨脱原始森林考察。晚上，她们用野外采摘的野葱做炒肉片。黄宗英烧火掌勺，德国女士洗切。

黄宗英要她把葱切成三四厘米长，在油锅冒烟后，那位女专家仍愣在那里。

黄宗英急了："快切呀！"德国女士满脸迷茫："我不知道该怎么切，到底是3厘米还是4厘米，你没讲清楚。"中国人完全不是问题的事情，对讲究精确的德国人而言就成了大问题。

回到"少许"话题。

为什么中餐厨师或菜谱喜欢用"少许"？

为什么中餐厨师或菜谱喜欢用"少许"？

因为中国地域广阔，各地餐饮习惯大相迥异，无锡嗜甜、川湘好辣是出了名的，当地人适口的菜肴，放在异地，就会感到难以适应，加上中国人的味觉系统非常精细，每个人的饮食偏好又不同，因此完全精确计量调味品的分量，未必能够做出人们适口的菜肴。

经过30年下厨实践，我认为"少许"，其实是包含中华文化的哲学因素的。

　　下厨老手，从准备食材开始，就对食材的特性、菜肴的烹炒火候了然于心，没有固定的计量标准。炒菜时加"少许"盐糖酱醋，都凭感觉和习惯，不用尝味，即知咸淡。

　　对于下厨新手而言，其实大可不必拘泥于菜谱上的"少许"，可以"由少到多"逐步添加，先放一小勺盐，翻炒几下尝一下咸淡，如感觉太淡，再逐步添加到适口为止。一开始可能要尝试多次甚至失败多次，但久而久之，一定会熟能生巧的。到那时，新手向你讨教如何加盐，你也必然会说"少许"的。

东海寻味

一

中国的大陆海岸线长达1.8万公里，从北到南依次为渤海、黄海、东海、南海。

与渤海和南海相比，长江、钱塘江、甬江、瓯江、闽江是注入东海的主要江河，形成巨大的低盐水系和近海营养盐比较丰富的水域，利于浮游生物的繁殖和生长，以舟山渔场和昌泗渔场为中心的东海成为适宜多种海洋鱼类繁殖生长的栖息地。

上海人嗜鱼。由于大部分河鱼都带有一股土腥味，上海人更喜欢产于东海的海鱼。因为东海鱼的味道比河鱼更鲜美。而舶来品"洋鱼"如印度洋带鱼、东星斑、银鳕鱼、沙丁鱼、笋壳鱼、三文鱼、金枪鱼，或价格奇贵或保鲜度差或口感欠佳，除了饭店，很少成为居家烹饪的主角。

这几年，由于国家实施严格的禁渔期保护政策，一度几近消失的上海人最爱的东海特产：带鱼、鲳鱼、鲨鱼、小黄鱼、箬鳎鱼、乌贼、凤尾鱼、马鲛鱼、海鳗、梭子蟹、银蚶、文蛤、淡菜等又开始经常出现于家庭餐桌。

要吃到新鲜的正宗东海鱼，有多种途径：

居家烹饪首选上海各社区的大型菜场。通常都有数十个水产摊位，其中至少一半出售东海鱼虾。每个人可根据自己的喜好选择各种新鲜海鱼。

买正宗东海鱼鲜大有门道。

首先，不建议购买硬邦邦的冻鱼。这种鱼，在冷藏库放了很久，鱼的鲜嫩神韵全失，味同嚼蜡。

其次，要挑选银光闪闪、鱼鳃鲜红的"冰鲜鱼"。现在的渔船，都带大量冰块，捕获的鱼放在冰上，冷藏而非冷冻，捕捞后立即返航进市场，能够保持鱼虾的新鲜度。那些鳞残肚破的鱼，都是出舱时间过久，开始腐烂变质的鱼。

第三，要"明察秋毫"。许多海鱼外形相近但因产地不同而口感迥异。东海带鱼鲜嫩少刺，是最受欢迎的家常菜，一种产于印度洋的带鱼，外形酷类东海带鱼，但肉质干硬味同嚼蜡，而且经常会在鱼肉里吃出黄豆大小的结石，非常令人讨厌，但许多人往往上当；

大鲳鱼每斤近百元，是比较名贵的东海特产，在上海家庭属于"宴客菜"。近几年菜场鱼摊出现一种"黑鲳"，外形与鲳鱼相似但通体发黑，味腥肉粗。摊贩们非常聪明"看菜下锅"，遇到懂行的，就"实话实说"；看见菜鸟，就"斩冲头"，混充鲳鱼，不明就里的人还以为买到便宜货。

清明前刀鱼上市，以人工饲养"江刀"冒充"海刀"的更是屡见不鲜。

时下菜场出售的浑身涂满柠檬黄、肉质松糜、腥味浓烈的所谓大黄鱼，没有一条是真的，都是大兴货。鱼肉如百合瓣滑爽圆润、口感鲜美丰腴的舟山大黄鱼，在定海，每斤身价早已超三千，且一鱼难求。原因很简单，大黄鱼迄今未实现人工饲养，而过度捕捞、海洋污染等各种人为因素，使东海大黄鱼几近绝迹。

所以，到菜场购买东海鱼鲜，一定要学习和掌握选鱼诀窍。

喜欢"外食"的人们，可以在上海就近选择宁波人、舟山人、象山人开设的海鲜餐馆酒家，这类酒家的东海海鲜，通常采用"自选"方式，食客可先在底层大厅琳琅满目的海鲜柜台上挑选中意的鱼虾，当场过秤，商定烹制方式后即可在餐桌等候了。

如果想品尝更新鲜美味更丰富多彩的东海鱼虾贝类，带父母妻儿，邀亲朋好友，开车走出上海，高速公路半天车程，到东海海鲜的"原产地"：舟山沈家门、南通吕泗、象山石浦，那里是渔港和东海水产集散地，餐馆林立，还有大大小小船艇改建的海上餐厅，鱼虾从海里箱笼直接捞出，活蹦乱跳，在海上品尝清蒸鲳鱼、梭子蟹、干煎带鱼、雪菜黄鱼、白灼活乌贼、生爆海瓜子、酱爆青蟹、生炒海螺、黄泥螺、银蚶、鳗鲞、蟹糊做冷盘，佐以黄酒杨梅酒或白酒，饱餐精彩的东海海鲜宴之余，还可用泡沫箱买一箱价格远低于上海的冰鲜鲜活鱼虾回沪，非常值得一试。

离上海最近的海鲜品尝地，在临港新城的芦潮港镇上。此地距上海市中心约70公里，内环转沪芦高速一小时可达，明年地铁16号线通车后更方便。

芦潮港镇上有十几家东海水产直销店，价格远低于市中心菜场而且鱼虾更新鲜。在海鲜直销店隔壁，有好几家餐馆，都是海鲜老板自己开的。

到水产店选好海鲜，再去隔壁餐馆当场加工烹制，每款菜收费十元，非常实惠。

一次我们5人去临港新城滴水湖游览，午餐在芦潮港镇。我们点了清蒸鲳鱼、葱油梭子蟹、红烧鮰鱼、生爆海瓜子、白灼章鱼等13个菜，总共消费不到300元！

茶卤蛋与开洋香干

一

单位同事小王喜得贵子，送来数十个红蛋，每人一枚。

从前的红蛋，洋红染料染得通体艳红，喜气洋洋，但染料的色素可能渗入蛋内，显然有害健康。现在的红蛋，也与时俱进地改良了，仅在蛋壳上朱红一点，犹如美女痣，既减少色素污染，又彰显红蛋功能，一举两得。

刚吃过午饭，大家拿到红蛋，都放在桌上。

见没人取食，我灵机一动，食堂找个大锅，把红蛋收齐，然后宣布，明天请各位尝尝本人秘制茶叶蛋。

第二天上班，我带了台湾冻顶乌龙、桂皮茴香花椒、上等老抽、白酒。

先用热水洗去蛋壳红斑，然后在大锅内放冻顶乌龙、酱油白酒茴香桂皮花椒白糖和盐，再加水开始煮茶叶蛋。

半小时后，满楼飘逸着一股令人食指大动的沁人浓香，同事们很惊讶，啥东西这么香？我笑道："本人秘制茶叶蛋。"

一小时后，冻顶乌龙茶叶蛋煮好，每人一个，同事们皆称从未吃过如此色香味俱全的茶叶蛋，纷纷前来取经。

我说，街头茶叶蛋摊，决计舍不得放好茶叶，也不会用上等酱油，因此这种茶叶蛋充其量就是大众充饥解馋之物，我的茶叶蛋，是升级换代产品,一旦失业下岗,就去摆茶叶蛋摊头,人家一块一只,我一块五,保险生意兴隆!

同事刘君,老克拉,闭目细品,缓缓道来:"不错,堪称茶叶蛋极品,但有种蛋肯定比你的茶叶蛋味道更清鲜,更入味,小时候吃过,好像是松江人烧的叫菜什么蛋。"

我顿时兴奋了:"菜卤蛋!从前我外婆经常烧的,你不讲起,我几乎忘了,我会的。"

"对对,就是菜卤蛋。"

"明天就带来让大家尝。"

下班回家,找个大塑料盒,直奔菜场咸菜摊,向摊主讨了满盒约一公斤雪里蕻咸菜卤——雪里蕻咸菜都浸在腌菜产生的菜汁内,这种菜汁,就叫咸菜卤。通常,卖完咸菜,咸菜卤就倒掉了。先向摊主买半斤咸菜,再向他讨咸菜卤,不会被拒绝。

讨咸菜卤,要注意咸菜卤的色泽应该是暗土黄色的,这是未添加柠檬黄色素的颜色,如果色泽鲜艳,就不能要,然后闻一下,要有雪里蕻特殊的清香,如果有臭味异味,也不能要。

再买鸡蛋30只,回家把咸菜卤倒入锅内,大火煮开,冷却后沉淀,轻轻倒出上面的清汁,舍弃锅底沉淀物。

鸡蛋洗净,带壳煮熟。然后把蛋壳敲碎,使卤汁能渗入蛋内。

咸菜卤尝一下味道,如果太咸,加清水调至口感偏咸,把鸡蛋放入,先大火煮开,然后小火炖2小时,菜卤蛋就成了。菜卤蛋可在冰箱冷藏室存放2周,取出去壳切块冷食,佐以清粥或泡饭,绝佳。

加工后的咸菜卤,还可以煮带壳花生,宁波人叫"咸烤花生",佐以黄酒,天作之合。

二

童年往事,尤其是睽别已久的儿时味觉,能够引出许多美好记忆。

那天请朋友吃饭,挖空心思烧了十个菜。大家对红酒牛尾、葱烤鲫鱼、笋干烧肉、清蒸白丝鱼等"功夫菜"赞赏有余,但获得最高奖的,竟然是一道貌不惊人、丝毫不费功夫的开洋香干！

这是从前最普通的江南家常菜，但几乎已被遗忘。

海虾去壳取肉煮熟晒干，北方叫金钩或虾米，江南俗称开洋。

开洋的品质，取决于虾大小以及含盐量，越小越咸，价格越便宜，反之越贵，有种微咸的小指粗细的大开洋，现在要数百元一斤，几乎与干贝身价相同。

开洋的替身是虾皮，二者价格相差十倍以上。同样一道菜，虾皮炒萝卜，是家常菜，但把虾皮换成开洋，就可以宴客了。

小时候，开洋是稀罕物，只有生病不想吃饭，母亲才会烧一小碗开洋香干，再配白粥，这时，胃口大开，病也似乎豁然而愈。

春节，朋友赠青岛对虾干一包，十分新鲜，剥壳尝之，微咸鲜香，嚼劲十足。

带壳对虾干很难入菜，通常就直接当佐酒之物。

但现在请吃饭，如果拿对虾干装盆上桌，似乎有点怠慢朋友。灵机一动，为何不去壳使对虾干变成大开洋呢？

用温水浸对虾干半小时，使之壳肉分离，然后手剥虾壳，颇为不易，半小时剥了30只。

剥出的开洋，剪成小段，放2调羹黄酒，再进微波炉大火2分钟，腥味尽除。

闻到开洋香味，突然引出儿时开洋香干的记忆，决定做一道久违的开洋香干。

到菜场豆制品柜台购买一种很厚的五香豆腐干，9角一块，买4块。

回家把豆腐干切成半厘米见方小丁，开水汆一下。然后把开洋拌入豆腐干，加一个八角、一小片桂皮，再加入2调羹酱油，少量水，拌匀，入蒸锅蒸15分钟即成。

这道开洋香干，做起来非常容易，但购买时要注意"闻、摸、尝"三部曲：先闻一下，腥味重的不要；然后摸一下，太湿的不要，再尝一下，太咸不鲜的不要，就买香、干、淡的开洋，这样，才能够作出令人叫绝的开洋香干。

漫谈笋干

任何菜蔬瓜果都可以变成干制品。通常情况下是鲜货集中应市,实在来不及处理,于是就晒干烘干或盐渍,成为另外一种美味食品,笋干即为其中的佼佼者。

笋其实就是刚出土的嫩竹。每支春笋,长大后都是竹子。

春雨潇潇季节,江南山区的毛竹林,青翠欲滴,绿得耀眼,被厚厚竹叶覆盖的沃土,一丛丛棕褐色的肥硕竹笋,滋润着雨露,裹着湿润的山泥,破土而出。

竹林遍山,毛笋遍地,"过犹不及"——太密的竹丛,会影响竹林的生长,于是,山民就把采集的鲜笋去壳、蒸煮、压片、烘干,制作笋干。

笋干是中国特产。

江南最常见的,是产于浙闽赣川用毛笋做的笋干。

这种笋干,浅棕色,长尺余宽2寸,嗅之,一股淡淡的清香。菜场和南货店常年有售。

笋干要"发"了才能入菜。

从前江南人家,过年时"发笋干"是主妇必备的手艺:笋干洗净,再浸入清水数日,等笋干吸足水分,变软变胖,就可以切成一寸长条状,再用滚水煮去除涩味,即成"水笋"。

然后就可以做水笋红烧肉了：水笋2斤、开水氽过的切块五花肉2斤，放入砂锅，加红酱油、黄酒、盐、白糖适量，焖烧一小时，这道江南人家过年必备的主菜就可以上桌了。

水笋切丁，与黄豆用适量酱油白糖砂炖熟，再盛入铁锅小火收干汤汁，这就是江南的一道名小吃：笋豆。

从前，过年时八仙桌上的果盘里，笋豆是非常受欢迎的茶食。

除了毛笋制成的笋干，在江南，还有一种用天目山竹笋腌制的另类笋干，那就是"扁尖"，亦称"焙熄"。

扁尖条状，手指宽，青黄色，外裹一层盐，从前装在内衬箬叶的竹编小篓里，现在多数散装出售，通常初夏上市。买回家后，在清水里浸20分钟，去除咸味洗净后撕成条，可以做许多佳肴：

扁尖冬瓜汤：洗净扁尖50克，冬瓜1斤去皮切厚片，放锅内加2斤清水同煮至冬瓜软熟，即成一道夏天消暑的下饭美味；

扁尖老鸭煲：洗净扁尖100克，老鸭一只，金华火腿脚爪（腌腊店有卖）200克，老鸭洗净，除去鸭尾的两块黄色脂肪，开水氽去血水，火腿脚爪刮去外面油腻，同样开水氽过，加50克黄酒，（由于扁尖、火腿脚爪是咸的，所以无需放盐）2公斤清水，放入砂锅内同炖至老鸭烂熟，即可上桌；

凉拌扁尖：扁尖洗净撕成细丝，浸入冷开水半小时去除咸味再取出挤干水分，用麻油拌。此菜清香咸鲜，非常好吃。

笋干还能以配角身份登场，同样精彩纷呈。

绍兴霉干菜是江南一绝。通常市售的霉干菜，极咸。但绍兴农家雪里蕻菜加入笋丝一起腌晒的干菜笋干，堪称霉干菜的极品。

菜场里绍兴人摆的咸菜摊，往往有摊主家里自制的干菜笋出售，非常贵，数倍肉价，但绝对值得。

这种干菜笋，味道咸淡适中，嚼之，鲜味萦绕舌间弥久。

摊主会反复叮嘱："直接烧肉，不用洗。"

干菜笋一斤，猪肋条2斤洗净切块氽去血水，加糖、半斤黄酒、少量酱油和一斤清水同炖一小时，汤汁接近收干，即可。

这道菜是干菜笋与肉的奇妙融合，猪肉经干菜笋焖烧，肉香笋鲜口感丰腴，特别下饭。

买干菜笋，一定要到绍兴人摆的咸菜摊，要亲眼看到干菜里白色的缕缕笋丝，再亲口嚼一下，然后掏钱。

"水滑"

一

按照中国人的饮食习惯，除了佛教僧侣，再穷的中国人也不会吃长素，江南有句俗话"吃素碰到月大"——调侃发愿茹素一个月的人，阴历小月29天，大月30天，"吃素碰到月大"，要多吃一天素，很难熬。

从前，穷人家吃不起肉，就去摸螺丝、"拷浜头"捉小鱼，拿回家炒一盘，也能解馋。

天天嚼生黄瓜、喝胡萝卜汁、用乳腐什锦菜下饭，不出一个礼拜，保准像鲁智深在大相国寺出家那阵子，老是心情恶劣地骂骂咧咧："口里淡出鸟来！"

显然，人不能断荤。

在"相当长的历史阶段"，中国人曾长期处于"口中淡出鸟来"的地步。

五十年代后期到90年代初，长期处于计划经济加短缺经济时代，除了青菜萝卜，几乎任何副食品都要凭票供应——肉票、（回民家庭特殊照顾，有牛羊肉票）鱼票、家禽票（过年才按户下发），蛋票、豆制品票、油票、糖票、酱油票、酒票等等等等，均是按照大户小户逐月配发票证——四人以下叫小户，五人以上叫大户。然后凭票证到菜场排队购买，记得似乎每人每月半斤食油、一斤肉、二斤蛋、一斤还是 2 斤鱼。

这些放在眼下一顿可以吃完的东西，那时却要整整打发一个月。

有些人家比较粗放，一个月的肉票一顿吃光，其他 29 天就做和尚。

记得初中有个同学"老牛"，山东人。他父亲是市政工人，母亲家庭妇女，家里孩子多，他家就是一次把肉票用光，全家一顿大嚼，然后天天喝青菜汤。

每次放学走过小菜场肉摊，老牛会死死盯住铁钩挂着的肥多瘦少的肋条："啥辰光暴吃一顿肥肉就过瘾了！"

我家则不然，母亲勤俭持家细水长流，她会间或买半斤瘦肉，切成肉丝，炒黄芽菜、菠菜、花菜、萧山萝卜干；或切成肉丁配以豆腐干、茭白、土豆、胡萝卜丁同煮，作为下面吃的"卤子"。

当然，偶尔也会烧红烧肉，那就是我们的节日了。

吃饭时，老妈会指着桌上一浅碗红烧肉明确指示："一碗饭一块！"

在我印象中，从小到大，我家过的都是这种日子。

母亲有句名言："随便啥个小菜，放在猪栏圈过一下，都会好吃交关。"

意思是，任何菜，里面加点肉，都会变成美味。

这真是颠扑不破的真理。

二

老母言传身教，自幼耳濡目染，我也学会了以肉丝为主料，配以各种菜蔬一起炒的厨艺。

实践证明，如果纯炒肉丝，这菜一定不如加上其他菜一起炒好吃。

例如纯肉丝烧豆腐羹和荠菜蘑菇肉丝豆腐羹——二者一比，高下立现。

在我的菜谱里，很多菜都是以肉丝为基本配料，加上各种蔬菜，炒出一盘盘美味的炒肉丝。

雪菜冬笋肉丝

到菜场绍兴人开的咸菜摊头选购"甏头咸菜"——一种用黄酒坛腌

制的雪里蕻咸菜，碧绿极鲜，半斤、新鲜冬笋一只半斤、最多3两精肉切肉丝；

肉丝下油锅煸炒断生，起锅前放少许酱油黄酒；

冬笋去壳切细丝，油锅煸炒断生；

咸菜用水冲洗后起油锅煸炒片刻，再加入冬笋肉丝同炒，再加小半碗水，煮开后即可盛出。

如果下一碗面条，把雪菜冬笋肉丝做浇头，就是雪菜肉丝面，这是上海最普罗大众的著名小吃，用上海闲话形容，吃的辰光，"打耳光也不肯放"的！

菠菜炒肉丝炒年糕

100克肉丝先煸炒断生，菠菜一斤大油锅煸炒几下再入肉丝同炒，加黄酒酱油，半生后盛起，洗锅后下少许油，热后放入宁波水磨年糕，放水和酱油煮软，再把菠菜肉丝放入翻炒片刻盛起———盘菠菜碧绿、菜根鲜红、肉丝酱黄、年糕软糯的菠菜肉丝炒年糕就成了，想像一下味道吧！

黄芽菜烂糊肉丝

很简单，把雪菜换成黄芽菜即可。然后需要勾芡，盛出就是热气腾腾浓浓稠稠的一碗。

冬天的最佳下饭菜。

再考究一点，里面加点香菇丝，勾重芡后断生起锅，买1斤春卷皮，用黄芽菜烂糊肉丝做馅，包春卷，然后大油锅文火氽熟氽脆，蘸镇江香醋或"梅林牌"辣酱油，趁热吃。不喜欢吃这种春卷的人我尚未遇到过。

把黄芽菜换成韭黄，上海人叫韭芽，就成了韭芽肉丝春卷；换成荠菜，就是荠菜肉丝春卷；皆为家庭美味。

鸡毛菜炒肉丝

鸡毛菜是上海一年四季都有的绿叶菜，这种蔬菜在内地比较少见，其实就是青菜的幼苗，状如鸡毛，通常只有二三片菜叶，极嫩可以生炒也可以氽汤。大部分人家都是清炒鸡毛菜。

我尝试了一下鸡毛菜炒肉丝，极为成功，一些不爱吃青菜的小孩或男士，吃过鸡毛菜炒肉丝，从此就爱上了鸡毛菜。

做法极为简单，精肉3两切丝，油锅煸炒断生，放入黄酒酱油，解腥兼上色，盛起；鸡毛菜一斤，大火滚油快炒几下，然后放入肉丝同炒，加少量水，水滚后就可起锅。

芹菜炒肉丝、黄豆芽炒肉丝、茭白炒肉丝、青椒炒肉丝、鲜藕炒肉丝，方法同上。

芦蒿炒肉丝

芦蒿原生于长江中的江心洲沙滩上，是一种野菜的梗，从前只有南京一带冬季才有，非常贵，当年猪肉卖7元一斤，刚上市的芦蒿要卖27元一斤，这几年被成功驯化人工种植蔬菜。芦蒿有一股特殊的清香，非常鲜脆，微带苦味，与肉丝也是绝配。

榨菜香干炒肉丝

榨菜一袋约100克、5块香干、150克肉丝、鲜红尖椒数个、老干妈豆豉一调羹。

肉丝煸至断生、香干切半公分粗细条状，用油爆过，然后用余油爆炒切碎的红辣椒和豆豉，再把榨菜、豆干、肉丝一起入锅翻炒，加一些水，酱油，不用放盐，水收干即可起锅。

这道菜，又香又辣，佐酒下饭均宜。

经过多年探索与实践，我发现，并非所有菜都可以炒肉丝，有些蔬菜炒肉丝效果未尽如人意，例如：

塌棵菜炒肉丝——不太好吃，塌棵菜只有与冬笋或厚百叶才是天作之合；

蕹菜、米苋、洋山芋、番茄、紫角叶、胡萝卜、豇豆、茄子、南瓜等等，似乎都与肉丝无缘，硬要炒也是可以的，但味道就无法与雪菜肉丝相比了！

三

说到现在，尚未切入正题：这些花样百出的炒肉丝与"水滑"有什么关系呢？"水滑"是啥东西呢？

最近买了一本川菜大师口述菜谱《细说川菜》。

书中从川菜的原料、口味说到烹调秘诀,其中有一种烹制方法引起我极大兴趣——"水滑"。

改革开放 30 年,大家都生活极大改善,根本无需叮嘱孩子"一碗饭一块肉"了。

但是,生活从温饱到小康,也附带出现了健康问题。

中国烹调,讲究一个"大火猛油",但越来越多的人们见油色变。

要既保持中国菜的色香味,不至于生吃肉丝,又要减油少油,这是非常困难的问题,许多经常下厨的朋友一直为这个问题所困惑。

就像我前面例举的几个炒肉丝,都需要起数次油锅,菜是好吃了,脂肪肝也就趁机潜入矣。

川菜大师胡廉泉先生口述的《细说川菜》里专门介绍川菜的烹制技巧"水滑",使我顿悟并豁然开朗。

"水滑"的技艺一点不难,一说就会——就是肉丝不要用油煸炒,而是在炒菜铁镬放一大碗水,烧开后把肉丝放入滚水,轻轻划散,断生后盛起即可。

凡事均需实践,今天我尝试了一下,效果绝对一流。

我炒的是水芹肉丝。

水芹一斤去叶去根洗净切成一寸长;

肉丝 3 两,铁镬内放一大碗水烧开,倒入少许黄酒,放一小勺盐,水滚开后放入肉丝,然后用锅铲划散,断生后盛起,沥去多余水分,倒入少许"六月鲜"酱油上色添味。

再洗锅倒入 2 调羹油,开大火,油滚后大火煸炒水芹片刻,再倒入肉丝,一起翻炒至熟盛出。

我尝了一筷,肉丝比油锅煸炒要嫩很多,而且并未因"水滑"而降低口感,芹菜脆嫩,肉丝极鲜,一次成功。

我发现,水滑要比油煸整整减少一半以上的用油量。

然后是雪菜冬笋肉丝。

肉丝水滑,冬笋切丝后放入瓷碗,加少量水进微波炉高火转 2 分钟至熟。

接下来就简单了,起油锅煸炒雪菜,再下冬笋肉丝——整整少用三分之二的油,而口感丝毫未减。

显然,"水滑"是一种炒菜大大减少用油量又保持肉丝鲜嫩的捷径。

四

这几年,许多家庭都添置了"双立人"牌或其他牌子的厚平底烹调锅。

这是舶来的高科技产品,能够极大地减少炒菜用油量。

但是,这种锅子在减少用油量的同时,也从根本上颠覆了中国人炒菜的基本程序——按照说明书的要求,必须生菜冷油一同放进冷锅,煤气开小火慢慢焖熟。

我家也有这种锅子。这种锅子焖出的鸡毛菜、塌棵菜、荠菜、刀豆,清汤寡水,菜软噗噗的,口感实在难以恭维。

与欧洲人、阿拉伯人相比,中国人与生俱来地长着非常细致敏感的味觉系统,尤其是江南人,每天要吃不同的新鲜菜肴才能够有个好心情上班工作。中国人的幸福指数里,美食占据极为重要的地位——试想,即便住别墅、驾游艇、开宾利,但吃的是生黄瓜、冷番茄加面包牛奶,对中国人而言能算幸福吗?

老外一天3顿热狗或汉堡披萨,可以过一辈子,换个中国人,要他一个礼拜连吃21顿大饼油条加生菜试试?

许多海归,带回老外的食谱,我太太就尝试过:把胡萝卜、土豆、黄瓜、西红柿、青菜等等等等煮到烂熟,再加盐用搅拌机搅成糊状,放入冰箱,晚餐时取出,涂在面包上吃——各位不妨试试,这种日子,能熬上三五天么?

作为中国人,很少有人愿意以彻底放弃美食为代价而获得健康的。

但中国的传统烹调方式,真的对健康不利。

探索既健康又可以享受中国式美食的生活方式,才是大家需要的创新之路。

"水滑"就是对中国烹调技术的一种革新。

江南中秋赏月美味

碧空如洗，银轮如盘。再过2天，就是中秋节了。

自古以来，人们便在这个季节饮酒舞蹈，喜气洋洋地庆祝丰收，这在《诗经》中就有描绘。中秋又是"祭月节"，它源于远古人类对自然的崇拜。古代帝王的礼制中有春秋二祭：春祭日，秋祭月。最初祭月的日子在"秋分"这一天，"秋分"这个季节在八月内每年不同，所以秋分这一天不一定有月亮，祭月无月是大煞风景的，逐渐约定俗成，祭月的日子固定在八月十五日。中秋的空气格外清新，天空特别洁净，月亮看上去既圆又大，是赏月的最佳时节。

赏月离不开美酒佳肴。

通常，江南人在中秋饮桂花酒，这是把鲜桂花浸入上等黄酒酿制的一种节令酒，桂香浓郁，酒味甜醇，再佐以自制佳肴，与亲朋好友仰首赏月、品酒尝鲜，是人生一大快事。

从时令上说，中秋是"秋收节"，春播夏种的农作物到了秋天就收获。

江南过中秋，有几款特产佳肴是不可或缺的，而且往往都可以居家自制，具有独特的江南情趣。

毛豆芋艿

中秋前后，芋艿上市，秋天的毛豆结荚饱满，豆粒香糯软腴与芋艿同煮，相得益彰。

菜场买带壳毛豆一斤。购买时请注意，有种"牛踏扁"毛豆，豆荚宽厚，豆粒扁平丰满带紫色，特别好吃。选豆荚青翠、颗粒饱满的。

回家用剪刀剪去豆荚两端尖角，放淘箩里用水冲洗，同时用力搓去豆荚外的浮毛，再捡去瘪荚，洗净待用。

芋艿10个，注意挑选"红梗芋"——一种颜色偏鲜红的芋艿，这种芋艿更香更糯。盆内放水用力搓洗，洗去芋艿外面的泥沙和芋艿的毛。

洗净后把芋艿和毛豆放锅内，加水与食材平，再加盐约25克，先大火煮沸，然后小火焖煮至少半小时到芋艿软熟即可起锅装盆。

这道菜，可当赏月点心亦可佐酒，鲜香软糯，非常好吃。

扁尖火腿老鸭煲

到菜场活禽摊选老麻鸭一只（不要买白毛的北京鸭）约3斤，请摊主宰杀褪毛。回家后洗净血水，剪去鸭屁股以及皮下的两颗淡黄色的性腺——这道工序非常重要，否则煮熟的鸭子满嘴臊味。

南风肉脚爪半斤（腌腊店有售），开水洗净，用钢丝球擦去外面的浮油和污垢。

扁尖3两，浸发洗去咸味，撕成条状。

煮一锅沸水，进入南风肉爪，氽去浮油，再煮一锅沸水氽去老鸭的血水和浮沫。

把老鸭、南风肉爪、扁尖放入高压锅，倒入100克黄酒，放一片生姜，加水煮沸，撇去浮沫，盖上锅盖先大火煮沸至减压阀喷气，转小火焖煮半小时等老鸭烂熟即可起锅盛出。

这道菜，汤汁浓郁、南风肉的特有香味和扁尖的清香，老鸭肉的鲜腴，与鸡汤相比是完全另外一种风味。

油焖茭白

这也是一道中秋风味菜。

菜场挑选粗壮白嫩的茭白4根。

回家把茭白去壳削去外皮。切成滚刀块。

油锅下油 1 两，煤气开大火，等油冒烟后下茭白煸炒 2 分钟。再下酱油一调羹，白糖一调羹煸炒一分钟，加一碗水，翻炒至酱色均匀后加盖焖煮 5 分钟，等汤汁浓郁后起锅。

这道菜，鲜甜味浓清香，佐酒下饭均宜。

桂花糖芋艿

这是一道江南中秋特色点心。

"红梗芋"一斤。洗净削去外皮，切成滚刀块。超市买糖桂花一瓶。

放入陶瓷煲。加 3 斤水。

放入小指甲大小的食碱一块（约 2 克），再放入红糖至少 250 克。

先大火后小火炖煮到芋艿烂熟。然后放入 1 调羹糖桂花。

这就是江南最富盛名的桂花糖芋艿。

这道点心的诀窍有三条：第一，必须用红糖煮，第二，一定要放入一小块食碱，放了食碱的糖芋艿，有股独特的清香。但食碱不能多放，否则满口碱味。第三，一定要放糖桂花。

有了这几款地道江南风味的时令美食，再买几盒"老大房"鲜肉月饼，备几款冷盘热炒，一餐丰盛的中秋赏月晚宴就成功了。

豆制品，禅意深深的东方料理

豆腐是中华民族对全球健康美食的无私奉献。

西汉淮南王刘安，是中国人公认的豆腐发明者，迄今已2200多年。

中国人做豆腐最传统的工艺是将黄豆磨成豆浆，加入清水，过滤，煮沸，添加盐卤或石膏液进行"点卤"，最后变成豆腐。豆腐以其柔嫩的口感和清香的滋味受到人们的喜爱，成为日常餐桌上的美味佳肴。

中国豆腐制品可分六大系列：一为豆腐，包括老豆腐、嫩豆腐、豆腐花；二为脱水产品，主要有豆腐干、百叶、豆腐衣、腐竹，三为油炸品，主要有油豆腐、兰花豆腐干、油炸臭豆腐干；四为卤制品，五香豆腐干、鸡汁香干、蜜汁豆腐干；五为冷冻品，冰豆腐；六为发酵制品，包括人们熟悉的乳腐、臭豆腐等等。

豆腐与中国传统佛教文化有着密切的联系。中国佛教徒食素，僧侣们认为豆腐成型是一种境界的升华。古代各地寺庙都有豆腐坊，和尚们亲力亲为制作豆腐。磨豆浆是苦活累活，从前有句俗话"世上三大苦，打铁撑船磨豆腐"，半夜起床磨豆浆，磨到天亮煮豆浆、点卤、倒入木模成型。和尚们认为做豆腐是一种参禅过程：水浸黄豆舀入石磨，研磨成浆，是为一重境界；点卤成型，是境界的升华。其中磨豆成浆、水分添加、温度掌控、点卤时机，无不需要时时处处的精心与静心。这种精与静正是修行中必不可少的心性。是"去浮躁、平心性"修炼过程。

豆腐自身清淡近无味，但与其他食材搭配，立刻异彩纷呈，变成佳肴美味，介绍几款豆制品名菜：

荠菜冬笋豆腐羹

荠菜200克，洗净切碎，冬笋一只，去壳切薄片，内酯豆腐一盒，切成块状。水淀粉半碗。

冬笋先加少量水放微波炉大火7分钟，取出备用。

起油锅煸炒冬笋荠菜到断生，舀出备用。

锅内倒入高汤，煮沸后倒入豆腐冬笋，汤沸后倒入荠菜，煮2分钟，再倒入水淀粉勾芡煮开即成。

香椿头拌豆腐

腌制香椿头一束，洗净切成碎末，内酯豆腐一盒切碎，倒入大碗，加麻油和香椿头与豆腐拌匀即可。加入一只切碎的熟咸蛋，更好吃。

素三丝

百叶丝200克，开水汆一下，黄豆芽200克洗净，金针菇100克洗净，起油锅同炒即成。

冰豆腐炒笋片荷兰豆

老豆腐500克，洗净放入冰箱冷冻室，一天后取出解冻，即为冰豆腐，切成一厘米厚3厘米方块。

荷兰豆250克，洗净切成小块。

冬笋一只约200克，去壳切成薄片，加水放微波炉，大火7分钟，取出备用。

起油锅把老豆腐两面煎黄。

再起油锅煸炒荷兰豆和冬笋，约3分钟，然后倒入老豆腐同煸，加酱油，盐和少量水同煮3分钟起锅。

萝卜排骨腐竹煲

白萝卜一只约500克，去皮切滚刀块。

腐竹200克，洗净切3厘米长的小段。

小排300克，沸水汆去血沫，洗净炖汤加萝卜同炖至排骨萝卜熟透。

再加入腐竹、酱油同煮约 10 分钟即成。

这些以豆腐或豆制品为主角的菜,餐馆和饭店难觅踪影,只能自己下厨精心烹制。烹制过程,也是一种带有禅意的修炼过程。

入冬食补

"西医治病、中医治人。"

中医和中药源于中国人对自然界直观的体验与感悟。

中医的基本理论认为，健康的人，体内保持一种平衡状态，一旦平衡倾斜，人就生病。

中医理论家樊正伦先生对此有精辟分析："中国传统文化有一个重要理念即"和为贵"，它其实不想杀死谁。我们的祖先用药物偏性纠正人体的偏性，改变的是你的环境和条件。人本身在正常状态下，"阴平阳秘，精神乃治，阴阳决离，精气乃绝"。你处于阴阳平衡状态的时候，你的整个身体状态是平稳的，这时候即使有病毒细菌，你的环境不会有太大的危害，只有给了发展条件的时候，你才得病。中医把致病因子发生的条件改变了，致病因子很自然从1000个退到100个，退到10个，这样你们就和谐共处了。"

中药的药性：寒、热、温、凉都是偏的，中医治病正是用药性之偏纠人体之偏，在药性对人的机体调节下，恢复平衡，人就健康。中国人普遍信服的"进补"也是同样原理。

人体的亏虚，不论是阴阳还是气血，最终都体现在五脏上。所以中医在注重阴阳、气血补养的同时，十分注重五脏补养。所谓五脏，是指中医根据脏器的形态、功能不同而确定的五种功能器官，包括心、肝、脾、肺、肾。五脏的功能正常，发挥着藏精的作用，中医谓之五脏坚固，反之则认为五脏亏虚。《灵枢·天年》说："五脏坚固……故能长久。"《灵枢·本藏》说："五脏皆坚者，无病。"

先天禀赋好，给人的一生打下了良好的物质基础。但有了这样的基础是不够的，还需要有后天调养和资助。

我们的祖先发现，自然界动植物普遍存在"春生、夏长、秋收、冬藏"的生长规律——水稻小麦玉米高粱如此，乌龟狗熊刺猬蝙蝠等冬眠动物同样如此，冬天阳气内潜，有益于精气的充养和积聚，故尤适宜于进补，就好比冬天农民壅田施肥一样，有利于来年播植丰收。

中医以此获得启示，认为人类到了冬季，也处于"封藏"时期，此时服用补品补药，更能起到强身健体、祛病益寿之效。

但是，西医却绝无进补一说——人虚脱，打点滴；性冷漠，吞伟哥而已。

随着中国人收入普遍增加，从前"有铜钿人家"才能消受的冬令进补，现在已经变成一种大众消费，商家瞄准国人这种独特的进补偏好，从药房超市到烟纸店，摆满金碧辉煌眼花缭乱的补品礼盒，说明书上的药效，几乎都是包治百病的仙丹，这类东西，颇像红楼梦里王道士的"疗妒汤"，充其量是一道餐后甜点而已。

冬令进补有"四戒"：一戒乱补，二戒以贵贱论"补效"，三戒偏补，四戒"以补代练"。盲目进补，很容易适得其反，加重症状。

年纪稍大，经济条件宽裕的人冬至开始进补，首先应该去找老中医，望问闻切一番，对自己的身体进行客观评估，到底是气亏乏力还是阴虚火旺，是脾胃湿热还是心肾不交，然后对症下药开膏方，到百年老药店去配制加工膏滋药，最后按医嘱服用。

上海许多家庭，都藏有西洋参、冬虫夏草、燕窝、铁皮枫斗、阿胶之类，比较实惠的，是自己做几道冬令进补美馔，在冬至前后以全家同食，同样能起到冬令进补之效，但须长年坚持。

我和太太的两位外婆，都生于1893年，寿近期颐仙逝，她们的长寿，除了毕生保持良好心态，笑口常开、90多岁还在做家务以外，冬至以后亲手做进补美食，也是重要原因之一。

太太的外婆，每到冬至前，会做一道**阿胶桂圆炖蹄膀**，这是一道价廉物美、补效显著的甜食，她们家祖孙3代5个女性，吃了几十年。

材料：

阿胶2盒500克，带皮猪蹄膀一只约1500克，桂圆肉250克，黄芪200克、党参200克、红枣250克、核桃仁250克、黄酒1500毫升、冰糖500克。

加工：

一个大瓷罐，放入3斤好黄酒，把阿胶和冰糖浸入，盖上罐盖密封，防止黄酒走气。3天后，黄酒溶解阿胶，呈软胶状。

核桃仁1斤，切成碎末、红枣250克洗净去核，切成碎块、桂圆肉洗净。

陶瓷煲一只，把上述食材放入，加水至满，口沿密封，用大蒸锅先大火后小火蒸3小时，等阿胶融成饴糖状、蹄膀烂熟即可。如无大陶瓷煲，食材可按比例减少：阿胶250克，蹄膀2斤一只、核桃仁200克，以此类推。

阿胶桂圆炖蹄膀冰箱冷藏可放近一个月。冬至开始服用，食时略加水放微波炉炖热，每人每次食两三调羹。

功效：体弱体虚者，尤其适合女性食用。

这道阿胶桂圆炖蹄膀，在太太娘家亲见外婆操作，颇得要领，每年入冬即为太太炖制。

老鸭虫草煲

老鸭1只约3斤，冬虫夏草10条，枸杞50克，黄芪50克，当归50克，大枣20枚，姜3片，黄酒、盐少许。

将光鸭烫去血水，冬虫夏草冷水冲洗，其他食材洗净，一起放入陶瓷煲以大火煮沸，撇去浮沫，转小火炖煮2小时即可食用。

功效：补虚损、益肺肾。

西洋参鱼汤

鲫鱼 2 条约 400 克，洗净，放入锅中煎至半熟，水沸后放入鱼、红枣 5 枚、西洋参片 10 克，调入姜、盐、黄酒，用慢火煲半小时。

功效：清热补虚。

铁皮枫斗炖老母鸡

铁皮枫斗 10 克，花旗参片 5 克，红枣 3 颗，老母鸡 1 只，黄酒、盐适量，同炖 2 小时即可。

功效：用于热伤津液，舌红少苔；胃阴不足，呕逆少食，肾阴不足，视物昏花。

雪梨虫草川贝银耳羹

冬虫夏草五六支洗净、川贝 20 克、银耳 50 克，冰糖 200 克，浸发后剪去老根，洗净。

把银耳、川贝冬虫夏草放入高压锅加水，先大火后小火炖一小时至银耳烂熟，雪梨 2 只，削皮去芯切成小丁，与冰糖同入高压锅再小火焖煮 5 分钟，起锅转入保鲜盒，吃时舀一小碗微波炉加热即可。

功效：润肺止咳平喘养颜健身。

自制"素酸奶"

一

现在的乳酸杆菌,身价百倍。它能够帮助消化,溶解脂肪,减肥健美,极受欢迎。

乳酸杆菌被牛奶经销商捧上天,各种富含乳酸杆菌的酸奶、"优酪乳"销路极佳,MM们趋之若鹜,但是牛奶总归是牛奶,再怎么说,脂肪和热值要比泡菜高上数百倍吧。

其实,比酸奶更富含乳酸杆菌的食品,是泡菜,最出名的是韩国泡菜,几乎成了韩国的国菜,而且走向全球,在超市卖得比肉贵。

韩国泡菜颜色深红,味道过于浓郁,而且无法自制,因此除了我们的东邻,一般人最多偶一为之,天天吃,一定倒胃口。

泡菜起源于中国,是华夏地方美食的重要组成部分,最有名的是四川泡菜。

但是,非常可惜,四川泡菜至今仍停留在家庭制作阶段,从来没有像韩国泡菜一样制定过国家标准并形成工业化生产,也没有做过全球营销,所以始终像"养在深闺"的美丽村姑。

在中国,韩国泡菜只见过一种,就是大白菜。而四川泡菜,从豆角到黄瓜、从红辣椒到卷心菜、从大白菜到长豇豆,从萝卜到蒜薹、从生姜到凉薯，只要是蔬菜，都可以作为原料泡制，而且工艺非常简单，家里备一只泡菜坛，常年可以尽情享受素的乳酸杆菌（酸牛奶尽管富含乳酸杆菌，但牛奶的脂肪是客观存在的，因此里面的乳酸杆菌是荤的）和美味的各种无油菜蔬。

请朋友吃饭，拿出自制泡菜，非常有成就感哦！

二

我从小在外婆的言传身教下学会了许多"手艺"。包括做定胜糕、南瓜塌饼、荠菜肉团子、糖藕、酱胡桃、甜酒酿、冬天腌雪里蕻咸菜、夏天晒豆瓣酱、做泡菜酱瓜，晒"毛豆荚"、用麦芽糖做芝麻糖花生糖粽子糖，等等等等，都是现在已经很少见的传统美食。

外婆非常了不起，不识字却会背诵"余致力于国民革命"的孙中山总理遗言，三寸金莲，走路颤巍巍的，慈祥可爱，她与伟大的毛润之先生同岁，但比毛先生多活了十五年，近百岁仙逝。

外婆一生勤俭持家，没有不会做的家务。小时候，我家父母双职工，经常请外婆来我家住一段时间，外婆边做边说，久而久之，我就看会了。

言归正传。

先买一只泡菜坛——日用杂货店、陶瓷店都有卖。

建议买玻璃的泡菜坛，透明的坛子，能够非常直观地看到坛内泡菜的变化，以及五彩缤纷的泡菜——玉色的白菜、艳红的辣椒、雪白的萝卜、金黄的豆角、橙色的胡萝卜——看了都会引起食欲的——如果没有玻璃坛子，陶制的也成。

有一种流行说法，泡菜一定要用陶坛泡制，否则风味顿减。但我经过多年实践，此说仅供参考——就像说到泡茶，宜兴紫砂陶壶为天下第一的不二选择，但是，用透明的玻璃杯泡新茶，色香味尽显，没有人说玻璃杯泡茶会减少茶的色香味，平时喝茶，多用瓷杯不用紫砂壶，也说明了这个道理。

不要买太大的。四川的泡菜坛，最大的可以塞进一个人——现在的家庭，买高约30公分的即可。

　　泡菜坛洗净后用开水里里外外泡一遍——消毒，杀灭杂菌的一个重要程序。玻璃泡菜坛用滚水烫泡，可能会炸裂，因此建议先用温水把坛子"热身"，然后再注入滚水消毒，即可免坛破之虞。

　　然后在坛内放入5调羹盐，一调羹花椒——花椒是泡菜的重要佐料，有了花椒，泡菜才会香味扑鼻，几颗八角茴香、一块桂皮；然后倒入约半坛滚开水；

　　把新鲜红辣椒、大白菜嫩叶洗净沥干水分；

　　等泡菜坛内的水凉后，尝一下咸淡，太咸加点凉开水，太淡加盐，倒入2两白酒——作用还是消毒和杀灭杂菌；

　　再把红辣椒和白菜叶浸入泡菜坛内，盖上盖子，在坛口的边沿放入清水，使坛盖浸入水中——这是重要的一步程序，坛沿放水，隔绝了外面的杂菌进入，使坛内形成乳酸杆菌繁殖和健康成长的和谐社会环境。

　　第一次做，冬天需要至少四周时间泡菜才会成熟，夏天约需10来天。

　　这期间，要经常注意，不要让坛沿的水变干，如果水位降低，要适时添加清水，使坛盖始终浸在清水中。

　　2周后，泡菜坛口会冒出水泡，坛盖会"噗噗"响，说明，乳酸杆菌已经开始大量繁殖。

　　这时，可以开坛看看，如果闻到一股泡菜特有的清香、里面盐水开始变酸，这坛泡菜基本成功了，但尚未成熟。再过2周，就可以取出大白菜和红辣椒，切成细丝，拌入适量白糖——一盘色香味俱全的辣白菜就成功了。

　　第二次放入的原料，只需一周就成熟，因为里面的乳酸杆菌已经与时俱进地适应了环境，浓度非常高了，但需要适当添加盐。

　　泡菜坛里的原汁，越泡越香，泡过一年成了老卤，那可是宝贝。

三

　　根据我的经验，家里自制泡菜，有点像养宠物——因为泡菜坛里的乳酸杆菌是活的，要经常把坛内的泡菜取出食用，泡制时间太久的泡菜，会变软变色，味道也变得难吃。坛沿的水绝对不能变干，一旦变干，空气和杂菌进入坛内，坛内卤水变浑长霉斑，宠物就死了。

取坛内泡菜，用干净的筷子，每半个月，倒入一两白酒，适时添加盐和花椒茴香以及红辣椒。

有时，坛内的卤水面上会长出一层薄霉，那是杂菌入侵，卤水变坏的前兆，补救办法很简单，用干净筷子上下搅拌卤水，再倒入高度白酒一两，把盖上盖的坛子放在水斗里用自来水冲洗坛沿，基本可以抢救成功。

需要强调的是，泡菜与腌制的咸菜是性质完全不同的两种食品。

咸菜主要通过盐腌，直接暴露在空气里，通过化学反应，会产生很多亚硝酸盐，属于与咸肉咸鱼一样的腌制食品，这是现在健康饮食的大忌；

而泡菜，主要通过乳酸杆菌进行良性发酵，从这个角度看，与酸奶、馒头面包属于同类加工过程，因此不能属于腌菜，说句笑话，谁会把酸奶当成腌制的咸牛奶呢？

诸多泡菜中，除了泡白菜，比较好吃的还有：

泡黄瓜——嫩黄瓜去蒂洗净后放入坛内，二天后取出食用，比正宗的俄罗斯酸黄瓜还好吃，他们的酸黄瓜是用白醋腌制的；

泡豇豆——豇豆洗净，整根放入，约需 10 天，等变成嫩黄色取出，加上泡好的红辣椒，切碎拌红油直接吃，更可以与肉糜同炒，这就是酸豆角肉糜，一道著名川菜，现在的一些饭馆，非常"淘糨糊"，把腌制豆角切碎用白醋浸渍后炒肉糜，也叫"酸豆角肉糜"，这道菜豆角是绿的口感很生硬，味道与自制的金黄色泡豇豆炒肉糜相比，简直天壤之别；

泡萝卜皮——白萝卜削出长约 5 公分厚一公分的皮，泡一周后取出，切碎拌红辣椒油，是一道极其清口脆爽的凉菜。

酸白菜炒肉片——泡好的白菜，切成小块与肉片同炒，酸辣香鲜；十分佐酒下饭。

我不建议大家拿蒜薹去泡，整个坛子的味道会变得怪怪的，一股蒜臭，会影响到其他原料的。

试水潮州菜

一

前年,朋友聂君请我去浦东某商务楼里的一家饭店进行经营诊断——这家面积数百平方米的饭店装潢耗资上百万,里里外外金碧辉煌,但除了开业那天宾客盈门,后来一直问津者寥寥,老板着急了,听说本人对餐饮略知一二,于是就辗转请我到店里吃饭,顺便出些主意。

打开菜单,满眼的白斩鸡、麻油海蜇、五香豆腐干、黄泥螺、盐水花生、清蒸鲈鱼、红烧蹄髈之类,一看就食欲全无。

老板30多岁,腰缠万贯,投资领域甚广,这家饭店,是他半年前从别人手里盘下来的,现在每天房租工资原料成本倒贴近万元,"千做万做,蚀本生意不做",吃不消了。

我问老板:"你平时吃什么?自己是否经常在这里用餐请客?"

"我对饮食没有很高要求,工作太忙,有碗熟泡面就打发了,请客都在浦西。"

"这就是你饭店失败的根本原因了。"我把菜单递给他:"这种任何一个饮食摊点都有的大众菜,你自己有胃口吃吗?你对吃没有高标准严要求,自己都不来这里吃饭,菜肴质量如何提高?如果你经常在这里请客,厨师就不敢怠慢,饭店的厨师们就不敢淘糨糊了。"

聂君也是股东之一。见状找借口拉我离开饭店，跑到南京西路一条弄堂里的开在花园洋房的饭店，吃了一餐别具风味的本帮菜。席间，我谈了拯救这家饭店的思路，后来还写了一篇具体建议，从改换店名到市场定位、从菜肴设计到服务员着装，但老板已经丧失信心，饭店积重难返回天乏力，一个月后，饭店易手，现在已成为香港美食家蔡澜投资的"粗菜馆"，生意兴隆。

这就是开饭店的一条基本准则：如果老板自己是美食家或饕餮者，他会对自家饭店的菜肴提出近乎严苛的质量标准并长年坚持不懈，这家饭店一定成为常青树。反之，如果老板对餐饮没有高标准严要求，这种饭店肯定门可罗雀。

二

虹桥友谊商城四楼的东亚潮州酒店，老板姓郑，与我和太太是多年朋友，香港潮州人，房地产、制造业做得很大。郑老板非常好吃。据他称，开饭店首先是解馋，然后再是"服务大众"，因此，这家饭店开业近30年，始终宾客盈门。

东亚潮州恪守一条传统：所有菜肴，强调原汁原味，绝对不放味精。

郑老板的好吃，有时简直匪夷所思，他会从潮州用飞上海的航班托运几条活鱼，几斤菜蔬几斤贝类——这些地道潮州土产，上海的大部分食客均闻所未闻的，由店里的厨师长亲手烹调，自己吃或者找几个朋友共享。

我们全家每次去吃饭，多数能遇见郑老板。他会与我们笑嘻嘻地聊上几句，然后压低嗓音："昨天运来了真正的好东西，我叫厨师做好送上来！"

一次，服务员送上一盘贝类，郑老板介绍："这叫薄壳，只有潮州出产，9月份最美味，全上海今天只有我拿得出！"

细观薄壳，2公分大小，青褐色，壳薄如纸，用葱姜急火快炒，香味扑鼻。举筷尝之，鲜嫩丰腴，肉带蟹黄味，口感美妙。

潮州菜不像上海本帮菜的浓油赤酱，其特点就是清淡和原汁原味，因此，许多菜外貌平平，但上口就会感到其深藏不露的内涵。

这家饭店的主打菜也是燕鲍翅，但更有许多看似不起眼的菜，非常精彩：

春菜煲：不见一朵油花，菜叶碧绿软滑，汁清汤鲜；

炒鸽松：乳鸽肉切成碎丁，加香菇青豆和其他原料炒熟，以蒸薄饼裹食，很好吃。

一次，服务员端上一盘银鳕鱼，和一碟潮州豆酱，称这是郑老板的发明。

这几年银鳕鱼已成家常菜，无非是奶油煎、雪菜蒸、红烧。

郑老板的银鳕鱼，是不加任何作料清蒸后冷冻的，鱼肉雪白细实，蘸潮州豆酱食之，咸鲜腴口但毫无鱼腥，全新的美食体验。

还有一道潮州地方菜：菜脯蛋——把潮州萝卜干切成碎末与蛋液同煎。状如蛋饼，鲜脆滑爽，十分可口。

三

吃多了潮州菜，自己也想效颦，在家里试了几款，都是最简单易行的，一学就会。

第一道：菜脯蛋。

我作了改良与创新，把潮州萝卜干换成了西洋菜。因此菜名也改为西洋菜蛋饼。

西洋菜是好东西。因其含有丰富的钙，故对促进生长期儿童的体质发育及防止老年的骨质疏松有极大的作用，广东人称西洋菜是益脑健身的蔬菜。中医认为，西洋菜味甘性微寒，由于西洋菜的营养成份能与胆汁酸、脂肪酸结合，并可刺激结肠内细胞，使之恢复常态，故多食可预防高血压、结肠癌等疾患。

广东人做西洋菜，多数煲汤。老火靓汤里的西洋菜，颜色发黄，叶梗软烂，蔬菜本色全无。我突发奇想，用西洋菜代替潮州萝卜干做菜圃蛋如何？结果大获成功：

菜场买西洋菜半斤，洗净后入锅用滚水淖片刻，自来水冲凉，挤尽水分剁碎；榨菜一调羹剁碎；鸡蛋3—4只打成蛋液，加适量盐。

把西洋菜与榨菜放入蛋液搅匀。

不沾锅的平底锅加2调羹油，待油热后把蛋液倒入锅内，轻转锅子使之成为饼状，一面煎黄后再煎另一面，熟了起锅即可。

这道菜，色泽金黄带点点碧绿，蛋的软腴加上菜的脆爽，比潮州菜圃蛋更精彩。

潮州卤水。这是潮州饭店的看家菜。卤水鹅头掌翼卤水牛舌卤水蛋卤水豆腐干卤水拼盘，都是食客必点的。

但是，卤水是大厨的秘技，轻易不肯传人。

最近，偶然发现家乐福等大型超市，有李锦记瓶装卤水出售，遂买回家尝试。

加工程序极为简单，卤水倒入锅内，加四倍水，煮开后把淖过水的牛肉、鸡、猪大肠、牛舌、豆腐干、去壳熟鸡蛋……各种可以"卤"的原料放进卤水内煮熟即可。

煮熟的牛肉、鸡鸭趁热取出切块切片，再浇上适量热的卤汁，一盘色香味俱全的卤水拼盘就成功了，味道十分正宗。

注意事项：原料不宜煮得过久——例如超过一小时，把原料煮烂，这盘卤水的型就不美了。所以要经常用筷子戳一下原料，能够穿透，就熟了。

卤水可以重复使用，越煮越浓郁，第二次煮，可以适量加盐调味，不用时，可放冰箱短期保存。

烤箱，妙不可言

一

现在的孩子，麦当劳肯德基已在他们心中失宠，他们爱去的是必胜客。各位爹妈心里非常清楚，去一次必胜客，如果心肝宝贝是个大胃王，一次消费一二百元稀松平常。

其实大家包括本人心里都在嘀咕，妈的，就是自己不会做，要会做，这点钱如何会被洋鬼子笑眯眯地掏走？听听广告介绍，披萨配方是保密的，奶酪是特制的，面粉是从意大利进口的，众皆望"洋"兴叹。

经济条件宽裕的家庭，买只披萨炉应属"湿湿水"，问题是披萨烤炉太大，厨房放不下。因此，只能一次次被孩子拽进必胜客。

有些事情，如果不去下决心追本求源地进行研究，老在门外观望，越观望越产生距离感神秘感畏惧感，永远不会去自己尝试了。披萨就是例子，本人几乎没有听说哪位同事朋友在自家厨房里烤披萨的。

前几天，本人看意大利烹调书，发现他们多数食品菜肴都是烤制的，（其实并非这次发现新大陆而是以前从未认真关心过、注意过。）

看着看着，本人想，为什么自己不尝试一番？不就是烤箱么。现在中国早就到处有卖了。遂到家电店买了一台12升的电烤箱。下班回家，进行各种探索，从烤秋刀鱼（这道菜在日本馆子里也不便宜，后文介绍）、到烤鸡翅、奶油焗白菜、烤土豆烤红薯烤玉米。一路烤下来，次次成功，积累不少宝贵经验，越烤越精。

前天在烤制奶油焗白菜时，本人盯着烤箱出神，突然想到，披萨炉不就是大的电烤箱、电烤箱不就是缩小的披萨炉吗？为何不在家里的电烤箱里亲自烤披萨？

昨晚下班后立即行动。到超市购买下列主料辅料（有的可以多次使用）：

干酵母（发酵粉）国产的500克包装28元，小包装一元多一袋；

一公斤小包装面粉3元多；

培根一公斤装34元，小包装8元；

摩扎瑞拉（mozzarella）或称马苏里拉奶酪。这是制作披萨成败的关键。奶酪有无数种，但大部分不适宜烤制披萨。必胜客对此神秘兮兮讳莫如深，就像可口可乐的配方那样。

这是本人旁征博引考据出来的。只有摩扎瑞拉能够在叉起热腾腾披萨时拉出长长的丝，产生真正披萨的感觉。

摩扎瑞拉76元一公斤，超市分成200克左右的小包装出售，14元左右；

罐装番茄酱2元；

鲜蘑菇，8元左右一斤；

洋葱，价格从略；

西兰花，价格从略。

回家就开始干。

取400克面粉，温水和面，酵母一小调羹约4克，凉水化开后拌入面粉，然后揉成稍硬的面团。揉好后，放置半小时让其发酵。（补记：本人请教了懂披萨制作的海归，他们告诉我，应该在面粉里加25克橄榄油、20克盐和少量糖，一起揉进面团，味道更好。）

接下来准备主料：

西兰花200克洗净掰小块；洋葱一只切碎，10多个蘑菇切片，奶酪100克，切成薄片，培根100克，切成麻将大小。

起油锅放盐，先把洋葱煸香，然后下西兰花、蘑菇，炒几分钟断生即可，中间不要加水。

烤箱预热到200度，在烤箱的铁制烤盘里抹油，把擀成烤盘大小的面饼放入，先烤10分钟。

10分钟后，取出烤盘，把炒过的西兰花蘑菇洋葱均匀地铺在面饼上，然后铺培根、奶酪，最后浇上适量的番茄酱。

把烤盘放入烤箱，先200度后降为180度烤15分钟。

一个非常漂亮、香味扑鼻的披萨就成了。取出，切成几块分盘，即可大快朵颐矣。

自制披萨的味道绝对不比必胜客差，拉出的奶酪丝，超过1尺长。

本人在这里郑重提示：吃披萨必须配"塔巴思科"（tabasco），就像中国人吃饺子配蒜、吃大闸蟹配姜醋一样。塔巴思科是一种又辣又酸的味道非常奇特的美国进口调味品，超市有卖，12元一小瓶60毫升。在刚出炉的热披萨上洒一点塔巴思科，奶酪的丰腴、培根的烟熏味、饼的香软加上塔巴思科的酸辣，想象一下吧。

去必胜客等披萨店，如果不向服务员要求拿塔巴思科，他们绝对不会主动介绍，而且从来不放在餐桌上，都是藏在服务台的柜子里。原因很简单，塔巴思科很贵，用力洒几下，瓶子就空了，必胜客就这样抠门。

而且，这是披萨店服务员识别食客是否内行的一个重要标志，大部分中国人到必胜客，都不知道主动向服务员要塔巴思科的。如果你提出要，服务员一定恭恭敬敬地拿来。

家庭自制披萨上面的蘑菇、培根、西兰花等主料可以根据个人不同爱好随意增加或调整，如蘑菇改为香菇、西兰花改为豆角、黄秋葵、龙豆、西红柿甚至黄瓜西葫芦；培根可改为色拉米（一种欧洲切片香肠，披萨配料之一，国内超市有售）、红肠香肠鸡胸肉，如果偏好海鲜，可改为虾仁、罐头沙丁鱼、银鳕鱼；但马苏里拉奶酪、洋葱、番茄酱不能改，否则就变味，不叫披萨了。

甚至可以制作水果披萨：削皮的菠萝2片切丁、猕猴桃1个切片、桔子若干瓣、苹果2片切丁、红甜椒半只切片即可。

这个自制披萨是长方形的，面积与必胜客12寸披萨相仿，我们来算一下原料成本：面粉400克约1元，发酵粉1元，西兰花3元，培根8元，奶酪7元，洋葱1元，茄酱1元，蘑菇3元，合计25元。必胜客12寸披萨卖多少钱？

买一个12升电烤箱，国产便宜的只要300—400元，进口贵的也只有1000多元。按照必胜客的消费标准，自己几次烤披萨，就收回投资成本了。

烤箱进厨房后，可以想吃什么就烤什么，而且非常重要的是，许多菜无需再起油锅了。例如炸鸡翅变成烤鸡翅，煎鱼变成烤鱼，省却了起油锅这道程序，对患有食油恐惧症的爱美女士，再好不过了。

更主要的是，以后家里孩子吵着要上必胜客，老爸老妈可以与孩子一起动手做披萨，孩子亲手做披萨，能够让他们体验劳动的乐趣和收获的喜悦，这比到必胜客在冷风里排队强多了吧？

烤箱——小型的披萨炉，真是妙不可言。

二

几年前，在"上海人家"尝过一道"盐焗大闸蟹"，蟹肉咸鲜幼滑，不用姜醋，非常美味。请出大厨求教，大厨笑道，这是按广东名菜"东江盐焗鸡"烹制工艺的创新菜，具体细节不便披露。

回家查网络，东江盐焗鸡的烹制工艺比较复杂，最难的是要备一口大瓦煲，放满盐，鸡卧盐中，小火煨熟。

前几天又想吃盐焗大闸蟹，可惜大厨已另谋高就，盐焗大闸蟹已从上海人家菜单消失。

怅然若失，回家在厨房看到烤箱，突发奇想，是否能用烤箱做盐焗美味？

大闸蟹体积大，实验用虾如何？立即动手。

超市买5包粗盐，加2调羹花椒拌匀。

到菜场买基围虾一斤，洗净剪去须爪，找个深口金属盘，放入花椒盐，把虾放进盐中，上面再用花椒盐盖实，放入烤箱，设置200度烤30分钟，盐焗虾做成了。

适逢朋友来玩，盐焗虾装盆上桌，他们竟然当零食片刻吃完。

听取评价，朋友表示，"盐焗基围虾是创新。很好吃，肉质咸鲜坚实，口感类似开洋，极为精彩，味道远胜油爆虾盐水虾。唯一缺点，虾身沾满盐，要拍几下抖几下把盐抖掉才能入口。"

虚心接受。要减咸味非常简单，把生基围虾外包一层吸油纸，再放入盐中，问题迎刃而解。

吸油纸一方面能隔离盐和食材，同时又能让盐的咸味渗入食材。

翌日，我又买一斤基围虾，洗净去须后用吸油纸包裹，再放入盐中进烤箱盐焗，果然，虾身不沾一粒盐，口感微咸鲜甜，大获成功。

接下来，开始做盐焗蟹。

菜场买活梭子蟹4只，洗净。梭子蟹有硬壳，所以没包吸油纸，金属盘只能放2只蟹，200度30分钟，盐焗梭子蟹一次成功。

然后如法炮制盐焗大闸蟹，基本达到上海人家的水准了。

我做菜，每有新招，喜欢发散性思维推而广之，既然烤箱能盐焗大闸蟹，一定可以做盐焗鸡。

东江盐焗鸡是整鸡盐焗，家里烤箱体积有限，放不进如此大的铁罐，那就盐焗半只或鸡腿。

取光鸡半只，切下鸡腿——鸡身连鸡腿跷得太高，很难用盐捂实，切下鸡腿放鸡身旁边同时盐焗，效果很好。

鸡身鸡腿遍涂黄酒，然后用吸油纸包裹，在放入铁盘花椒盐内上面用盐盖实，入烤箱220度40分钟即可。取出斩块装盆，鸡香扑鼻，味道远胜白斩鸡。

烤箱盐焗诀窍：

第一，准备一只放得进烤箱的金属盘或金属罐，这是烤箱盐焗的必备容器；

第二，盐焗用的花椒盐，最多使用2次必须更换，因为盐焗过程中食材的汁液渗入盐中，经高温烧烤，会产生异味。

第三，鸡必须买散养鸡，肉紧味鲜不腥。

从盐焗基围虾到盐焗鸡，练过几次后手法越来越娴熟，烤箱盐焗菜，已经成为我飨客的新招了。

文物级别的点心：定胜糕

从前过年，要讲吉利话"讨口彩"，许多过年的东西，都冠以一个吉祥名称，大家听了都会很高兴，这种风俗一直延续至今：

两响的大炮仗，北京人叫二踢脚，江南叫"高升"；

甘蔗叫节节高；檀香橄榄（青果），叫元宝；一种用麦芽和黄豆粉做的糖，叫寸金糖；带壳的花生叫长生果，等等。

江南过年必不可少的用糯米粉做的一种点心，讨口彩叫定胜糕。

这种糕起源于南宋，流传至今已经千年，传说当年士兵出征、秀才赶考都必备——意图定胜也。

从前，定胜糕除了过年作为点心以外，祝寿、结婚、新房上梁、乔迁、子孙考取好学校等等，都要做很多馈赠来宾。

定胜糕由于制作工艺复杂，程序繁多，现在除了在苏州、杭州和一些江南古镇以及上海的百年老糕团店沈大成、乔家栅偶有露面，已经很罕见。

80年代后出生的一代，多数人已经不知定胜糕为何物。

我家一直有过年做定胜糕的传统。

做定胜糕一般在腊月二十八。

但准备工作要很早就开始。

首先要准备糖猪油。一个月前就要买好生的猪板油，撕去板油的薄膜，切成小丁，用白糖拌匀，放在密封的陶罐内腌制；

然后把红枣、核桃去核去壳，仔细切成碎粒，用白糖拌匀——这是定胜糕的百果馅；

再浸赤豆，煮烂后用石磨磨成浆，用纱布滤去多余水分，放锅内加糖和猪油炒稠——这就是豆沙馅；

糯米10斤，粳米6斤，淘洗后阴干，然后用石磨干磨成糯米粉、粳米粉。

小时候，最怕被老妈捉牢切红枣核桃和磨粉。

这是一项极其单调乏味的苦差事，因为做糕都在寒假，男孩子心野，小朋友都在外面等我去玩，但在老妈交代任务后，只得耐着性子先砸核桃去壳、剥红枣去核，再在砧板上很小心地切，不能切得很粗，要又细又均匀，否则，返工的任务仍是自己的。妹妹比我小五岁，她是老妈的宠物，这种苦活她从来不做的。在旁边看我有气无力地切红枣，幸灾乐祸偷笑。

磨粉就用家里祖传的石磨，约四五十斤重，平时放在床底下，磨粉时搬出。

在石磨的磨盘上有个洞眼，用手轻轻推进一小撮米，然后用手转动磨盘上的木把手，糯米就很慢很慢地磨成糯米粉。磨10斤糯米大约需要4小时！

如果把大量米塞进洞眼，磨得飞快，出来的就是"大米变小米"——重磨！

这项工作我是深恶痛绝的，但绝对无法逃避，每年一听说要做定胜糕，我就愁眉苦脸。

后来想了个好办法，反正寒假，叫同学来家玩，同学们看到磨粉非常好奇，都想试试，于是，一个个轮流磨，我就在旁边指导，陪他们聊天，这样，总算完成任务。

原材料备妥，可以开始做糕了。

先用加糖的温水拌入糯米粉和粳米粉，这是成败的关键，水多了，糕粉太湿，会粘成一团，水少了，粉太干又不能做糕。最佳状态是把糕粉捏在手掌，"聚则成团，放则松散"。

把粉拌匀后，开始用手掌搓糕粉，要把一个个未拌匀的小团粒状全部搓碎，然后用粗眼筛子过筛，筛出的糕粉就可以开始做定胜糕了。

做定胜糕需要模子。

模子是整块木头雕刻的，外径约10公分，里面是空心的寿桃、如意、梅花、海棠形状，一共4只。模子内芯上下通透，上大下小，底部是一块有很多洞眼的铜片——蒸糕时通蒸汽的。这套模子，已经用了上百年，本身已成古董。模子已经裂成数块，外面用铜箍箍紧。

我一直想做一套新的，但根本找不到加工定做的地方，带了模子跑到乌镇、朱家角、同里，西塘找车木店，老板都说不会做。这手艺大概已经失传了——现在的店家定胜糕模子都是用铁皮做的。

蒸糕用一个特制的铁皮筒，高约40公分，里面装水，放在煤炉上，水开后把模子放在铁皮筒上，利用筒顶圆孔冒出的滚烫的蒸汽蒸熟定胜糕。

做定胜糕需要3个人。

我把一调羹糕粉舀进模子，然后再舀一点百果馅或豆沙馅，往馅上揿一粒糖猪油，再舀一调羹糕粉盖住馅，用筷子沿模子刮平，交给老妈，她把模子放在铁筒上，蒸25秒钟，糕上冒热气，用手指轻轻一揿，如果手指不沾糕粉，定胜糕熟了。

在冒热气的同时，用一个吉祥图案印章，蘸一点洋红颜色，盖在糕面上。

有时，老妈会找一个外形很规则的八角茴香做印章，盖在雪白的糕面上，图案是一个粉红色的八角星星，非常好看。

妈妈把模子递给妹妹，她把模子底朝天放在铺了略湿纱布的案板上，轻轻按铜片，一块定胜糕就出来了。

通常，10斤糕粉可做100多块定胜糕。

等糕凉后，把两块糕正反叠在一起，这就完成了定胜糕的全部程序。

太复杂了，是不是？

不要说做了，听听都很累。

但定胜糕真的非常好看非常好吃。

定胜糕的特点就是松软。

掰开热的定胜糕，里面的糖猪油晶莹剔透，像一块钻石镶嵌在深红色的豆沙上，猪油的丰腴滋润加上豆沙的甜糯糕的清香松软，这种美妙口感是难以用笔墨形容的。

多数店家卖的定胜糕，不放馅，实心的，就大为逊色了。

人们后来想出简化程序，这就产生了松糕。

上海的许多糕团店，乔家栅、沈大成、黄天源都有卖。

松糕其实就是放大的简化的定胜糕，但程序简单得多：买3斤糯米粉，1斤半粳米粉，一斤豆沙（糖猪油可根据爱好增减）。

糯米粉与粳米粉拌匀，准备一茶杯温热的糖水，倒入粉内，用手和粉，和到前面讲的不干不湿状态，再手搓，然后用粗眼筛子筛糕粉。

准备一个蒸笼，底铺纱布，把糕粉均匀地铺满蒸笼约2公分厚，再把豆沙用调羹均匀舀在糕粉上，还可以嵌几颗蜜枣或蜜饯金桔，然后铺满糕粉，用筷子刮平，上面铺一些红绿丝，放蒸锅大火蒸几分钟即可。

一块非常好吃的松糕就完成了。

这可是文物级的古董点心哦。南宋时期，就有定胜糕了，而且工艺和配料千年未变。

就是因为程序太繁琐，现在已经没有多少人知道了。

定胜糕对我而言，具有特殊意义。

插队后期我在公社中学当民办教师，生活很清苦，几个上海知青老师经常坐在一起"精神会餐"——聊在上海吃到的好东西，多数人讲的都是大路货：生煎锅贴、大饼油条、小馄饨、阳春面、鸡仔饼、万年青饼干、大白兔奶糖。我讲了定胜糕以及制作过程。

我的同事，也是民办教师，酷爱吃定胜糕，但她家不会做，听说我家会做定胜糕，芳心暗许，那年暑假，结伴回沪探亲，我回家对老妈做了汇报，老妈破天荒在大热天做定胜糕，第二天邀请她来我家玩，甫坐定，老妈端出热气腾腾的定胜糕，她的眼睛立刻亮了——后来，她变成了我的太太！——当然还有其他因素，但定胜糕绝对是重要的媒介和催化剂。

饭瓜塌饼

塌饼,是江南民间土点心。

从前,家家户户会做,现在仅在部分农村以及江南古镇作为传统地方美食得到传承。近年来,饭店里流行南瓜饼作点心,其实就是饭瓜塌饼,因为上海话把南瓜叫饭瓜。

为何叫塌饼?《辞海》对"塌"字的解释仅4字:倒坍、下陷。

这其实已经形象地描绘出塌饼的特点。

塌饼由于比较"塌"和扁,所以老沪语中有称面如满月的人为"塌饼面孔"的说法。

塌饼只能用糯米粉做。有些古镇的塌饼用面粉做,那是误导旅游者。

把揉好的糯米粉在手掌中搓成汤团大小的圆球,然后双手合掌把圆球揿扁,就成塌饼,放锅内两面煎黄即为半成品,再在锅内加水和红糖,把塌饼放入煮10分钟即可。

这是塌饼的基本构成。加入不同材料,既成名目繁多的塌饼。

——在糯米粉中加入煮烂的南瓜一起揉,糯米团呈漂亮的金黄色,即为南瓜塌饼;

——先把麦粒浸泡在水里后捞起,装在容器里直到让它发出芽来。再把它在阳光下晒干。把麦芽放入碾粉机中,把它们碾成粉,按一定的配比把米粉和麦芽粉放入盆中，把草头——江南蔬菜，俗称金花头——即苜蓿，捣烂备用，然后用热水点浆把碾好的粉捏在一起，再把草头和在一起。再把米粉塌成饼的形状下油锅煎黄，即成麦芽塌饼；

——把鸡毛菜洗净用少量盐揉后放置2小时，拌入糯米粉再一起揉，即成翠绿色的"菜筋塌饼"。

塌饼很好吃，做起来也不难，但要掌握某些诀窍才能够神形具备，清香满口。

在名目繁多的塌饼中，家里最容易自己做的就是饭瓜塌饼。

制法：

日本种小南瓜一只约2斤（其他南瓜亦可）；

糯米粉2斤，粳米粉半斤——粳米粉的作用非常重要，用纯糯米粉做塌饼，那真的成为"塌"饼了，因为纯糯米粉太软，煮熟的塌饼软塌塌的，筷子都夹不起，如果煮得太久，塌饼会变成糯米糊的；

加了粳米粉，塌饼的骨子变硬，口感也更好——粳米粉有些南货店有卖的，如果实在买不到，可用家里的粉碎机自制——把淘洗干净并晾干的大米不加水打成粉状即可；

南瓜刨皮，再擦成细丝，略放水和一小勺盐煮烂——这一小勺盐起画龙点睛作用——微咸的塌饼加甜而浓郁的汤汁是绝配，等煮熟的南瓜略凉，不烫手时，把糯米粉和粳米粉拌入，揉成不沾手的、软硬适中的粉团；

平底锅放约150克油，油热后把糯米团揉成乒乓球大小，再用手掌压成厚约一公分厚薄、茶杯口大小的饼状，把饼放入锅中煎，一面煎好翻过来再煎，直到塌饼呈金黄色。饼煎好后，把油锅多余的油倒出，留少量余油，放一大碗水和红糖——不建议用白糖，再放塌饼——红糖煮塌饼风味更佳。

煮10分钟，等汤汁变稠，即可起锅盛出。

一次未吃完的半成品塌饼，可在冰箱内放一周以上，想吃时，取出用红糖水煮熟即可。

更精彩的做法：把糯米团做成乒乓球大小的塌饼胚子，里面加入桂花重油豆沙,像做汤团一样封口,揉圆揿扁再油煎,即成豆沙馅饭瓜塌饼,味道是极佳的。

更讲究的做法是西塘古镇的丁记麦芽塌饼:他们用糯米粉、黑芝麻、赤豆、核桃仁、白糖,并配以中草药佛耳草、麦芽为原料,采用上述程序精制而成。

海内有逐臭之夫

食物的某种臭味，在不少人心目中是美味。国内外同嗜。

中国的嗜臭群体，首推绍兴。臭豆腐、臭苋菜梗、臭冬瓜，臭千张，品种极为具全。其特色就是闻之臭，食之香，其鲜绵长，其味欲罢难忘。

在华夏大地，臭味食品也经常可见：北京的王致和臭豆腐，长沙的火宫殿油炸臭豆腐、合肥的臭鳜鱼、茅盾故乡乌镇的清蒸臭豆腐，都是脍炙人口的美食。但从美食家的角度看，真正的"臭美"首推绍兴。从前绍兴的臭味美食，都是家庭主妇的手工绝活，现在由于实现工厂化生产，完全变得神韵全无，徒留虚名了。

本人原以为，嗜臭是国人的专利，其实大谬不然。

洋人食奶酪如同国人吃豆腐一样平常，岂知洋人同样嗜臭成癖。

在成千上万种奶酪中，有全球著名的三大蓝纹奶酪：史地顿 stitong、洛克福 roquefort、戈根左拉 gorgonzola，都是臭名昭著的臭奶酪。里面长满绿霉，闻之一股臭味。

我把这三种奶酪逐一细细品尝，最终的结论是，与绍兴臭豆腐相比，这臭味非常轻微，仅属业余水准，与咱们的国臭相距何以道里计。

听说北欧有臭鳟鱼，夏天把捕获的鳟鱼埋入沙滩，数日后取出，其臭无比，但本人尚未亲自品尝，故不作评论。

本人亦嗜臭，但尚未成癖。

我自幼好考据，喜追根寻源，对臭味食品到底是如何加工的、绍兴臭豆腐、臭香菜梗、臭冬瓜、臭千张到底是如何成臭的诸如此类的问题始终抱有强烈的探知欲。经过反复的深入的调研琢磨，终于掌握了"臭源"制作的秘诀：

春季，找咸菜摊，讨腌制雪里蕻咸菜的菜卤，至少5—6斤。

回家后倒入锅内煮沸，沉淀后取其上面的清汁，冷却后放入干净的陶制小口坛子，用塑料袋把坛口封死（防止苍蝇下蛆），把坛子放荫凉之处，一个月后即成臭卤。

然后，在臭卤里放老豆腐即成臭豆腐、放冬瓜即成臭冬瓜，依此类推。放置时间一日或约数日。越久越臭。取出后或油炸，或清蒸，一道美味就成功了。

在加工期间务必注意，一定要保持坛口密封，否则就会变坏或长蛆，而且坛子最好不要放置室内，否则臭味将绕梁三日不绝。

但是，这种加工办法太繁琐，有卫生隐患，而且必须用雪里蕻咸菜卤，除非在江南，否则到哪里去找雪里蕻咸菜卤？是否另有捷径？

现在菜场豆腐摊出售的臭豆腐，以及街头臭豆腐摊的油炸臭豆腐，基本不臭，完全没有臭豆腐的神韵，食之兴味索然。

我为简化和改良加工工艺反复琢磨，反复试验，终于柳暗花明，找到既卫生又简单的加工方法：

到菜场买臭豆腐20块，洗净外面的黑色附着物，每块切成四小块；

到超市买北京产的王致和瓶装臭豆腐乳一瓶，倒出半瓶，用搅拌机打成糊状，加适量冷开水，调味后倒入容器（大碗、陶瓷罐、保鲜盒均可），再浸入臭豆腐，封口，放冰箱一天后取出，开大油锅油炸。

这种加工后的臭豆腐佐以辣酱，其色金黄、其臭入骨，其香扑鼻、其味诱人。本人每次宴客油炸臭豆腐，厨房都三日余味不绝，但甫上桌就风卷残云，碗底朝天。

另外，需要说明的是，北京王致和的臭豆腐是北京的叫法，这种东西，上海人叫臭乳腐。臭乳腐的加工工艺与臭豆腐不同。

臭乳腐我也会做，但无需雪里蕻卤：

秋末冬初（夏天做极易变质，冬天不易出霉），用一个杉木箱，内铺干净稻草，取若干老豆腐切成一寸见方，三分厚薄，竖放在稻草上，杉木箱以纱布遮盖，放荫凉处。20天后，老豆腐即长出黄色霉毛，如果霉毛是黑色的，就弃之不用。

再在泡菜坛内泡制花椒盐水，冷却后把老豆腐的黄霉用布轻轻擦去，把豆腐浸入坛中的花椒盐水，腌制一个月后就有上海以前酱油店卖的臭乳腐的一模一样的味道了。

我在江西插队时亲手作过。非常成功。

这都是独门绝活，现公诸秘方，以飨同好。

"珍珠焰"

太太到郊县某生态农业园开会,带回一大包鲜玉米,足足有20多支。

现在是初夏,鲜玉米已经上市,嫩黄色的外壳紧紧包裹着排列得整整齐齐、珍珠般晶莹洁白的鲜嫩玉米粒,洋溢着美妙的大自然气息。

江南一带,夏天喜食刚采摘的鲜玉米,沪语叫"珍珠米",非常形象地表述了玉米的特征。

由于玉米产量高,适应贫瘠土地生长,一直属于粗粮杂粮,玉米磨成的粉,上海话叫"六谷粉"。

我一直弄不懂为何称玉米粉为"六谷粉",后来才知道,古代我国把粮食称为"五谷":稻、黍、稷、麦、菽,那时没有玉米,玉米原产南美洲,16世纪才传入我国,成为第六种谷物,故称"六谷粉",从前是穷人的主食。

改革开放30年,我国人民的生活水准大幅度提高,过于精细的饮食,使富贵病成为流行病,因此,人们开始把视线转向以前不屑一顾的粗粮杂粮。

医学资料介绍,以玉米为主食的地区,癌症发病率普遍较低,玉米中富含镁、硒元素等,能抑制肿瘤生长,加上含有较多谷氨酸,有健脑作用,还能帮助和促进脑细胞进行呼吸,清除体内废物,常食可健脑。

现在的菜场，长年都有鲜玉米卖，但要注意，冬天的鲜玉米，是从冷库里拿出来的，无论口感和新鲜程度，都要逊色很多。

从初夏到秋天，是鲜玉米上市的季节，这时的珍珠米，才最新鲜最好吃。

农民们非常聪明，他们知道，玉米分"梗"、"糯"两类，梗玉米性硬、吃口差，售价低，而糯玉米吃口好，售价高，因此，他们就大量栽种糯玉米新鲜上市，糯玉米也因此成为新贵，刚上市的价格几乎与鸡蛋相当。

嫩玉米最普通的吃法，就是去壳加盐水煮熟，淡淡的咸味融合玉米的鲜甜，软糯的嚼劲，很好吃。还有就是鲜玉米去壳切段，与黑木耳排骨炖汤，也非常清鲜。

但是，鲜玉米的纤维素和淀粉含量高，很容易吃饱，因此，面对太太带回来的20支珍珠米，如何在"保鲜期"吃完，就要动脑筋了。

在厨房里，我四下搜寻，突然看到挂在架上的萝卜丝擦子。这是一种梯形的不锈钢厨具，共四个斜面，两面是刀口，可擦不同厚薄的片，另两面是孔状刀口，可擦粗细不同的丝。

能擦萝卜丝，是否能擦珍珠米呢？

我把擦子放进一个容器，拿一只珍珠米，剥去外壳，用力擦。只见玉米粒被擦破，浓浓的浆液流入容器，玉米棒被擦得干干净净，8支鲜珍珠米擦出一大碗乳白色的浓稠玉米浆，里面还有许多嫩玉米粒的外壳，第一步大获成功！

接下来的事情就好办了。准备200克面粉，四个鸡蛋、一把葱，10克盐、15克淡酱油、二调羹奶粉。奶粉加少量水搅成糊状，鸡蛋打匀，一起拌入玉米浆，再倒入面粉葱花、盐和酱油使劲搅拌，成为面糊。（注意，由于鸡蛋的蛋液和玉米浆饱含水分，因此无需加水。）

平底不粘锅放20克油，油热后，倒入三分之一的面糊，两面煎黄，一个葱香浓郁的玉米饼做成了。

掰一块让太太品尝，她咬了一小口："哇！外脆里糯，葱香浓郁，咸鲜适口，太好吃了！这叫什么饼？"

"叫鸡蛋奶粉鲜玉米饼,太拗口太一般化,毫无文采,"我想了一下:"就叫**珍珠烙**吧!"

创新美食在我的厨房里又诞生了。

珍珠烙作为主食,再熬一锅新米粥,配上雪菜炒毛豆、凉拌黄瓜、香干榨菜松茸豆豉炒肉丝、干煎带鱼,一顿别致丰盛的晚餐顺利完成。

创新会有连锁反应。能擦珍珠米,为什么不能擦土豆呢?

过几天,我买来新鲜土豆,去皮后擦成细丝,再按上述配比拌入鸡蛋、面粉、奶粉、葱花、盐和酱油,烙出来另外一种风味的土豆丝鸡蛋饼。

顺着这条思路推而广之,红薯擦丝、南瓜擦丝、芋艿擦丝、凉薯擦丝、西葫芦擦丝均可如法炮制,做出一道道美味主食。

然后,再延续这条思路进行"发散性"思维,用苹果擦丝、生梨擦丝再加糖和面粉奶粉椰浆黄油,非常简便地做出令人耳目一新的中西合璧水果甜点了。

问题的关键是,家里必须备有萝卜丝擦子,没有的话,买一个吧。

香菇黑木耳栗子鸡

上世纪五十年代末到九十年代中期的近40年，三年自然灾害加文革动乱，长期处于短缺经济和票证经济时代，鸡鸭鱼肉蛋都凭证供应，普通人家，肉是紧俏物，鸡更稀罕，一年难得吃上几次。

那时的婚宴，最高待客级别是"全鸡全鸭"。懂规矩的宾客都有一条约定俗成的潜规则：上桌的蹄膀大排肉片鱼虾可以尽情享用，一般不会举筷伸向鸡鸭——这是留给婚宴主人和小两口的。

婚宴的家人，往往带来一大堆钢精镬子钵头砂锅，散席后一桌桌收集，然后满锅满钵拎回家慢慢享用，由于没有冰箱，婚宴收集的全鸡全鸭只能放在桌上，而且每天要回锅再烧一遍以防变馊，吃到一个礼拜后，胃口全无，相信不少过来人都有此亲身体会。

难得吃鸡，母亲从来不会敷衍了事。

我家吃鸡很讲究，首先是选鸡。

绝不吃冻鸡，都买活鸡回家自己宰杀。

青脚青嘴鸡不要，歪冠白羽的"白莱克"不买，雄鸡不吃，专门挑选红冠黄羽黄嘴黄脚的本地鸡，最好是养了二三年的三四斤重的生蛋母鸡。

那时我在江西插队，过年探亲，糯米茶油冬笋花生加上农民自养活鸡带回家，母亲会笑逐颜开，因为不必凌晨3点到菜场排队买年货了。

鸡的做法有无数种，最简单就是白斩鸡，但不够一家大嚼。

母亲就做香菇栗子黑木耳炖鸡，这是典型的江南美食。一只鸡加了香菇黑木耳栗子，可烧一大锅。

首先是杀鸡。这是我的工作。

准备清水一碗，加一勺盐，调匀。

利刀杀鸡，鸡血滴入碗中，搅匀，放蒸锅蒸熟切小块，可烧鸡血线粉汤。

开膛破肚，取出鸡胗和鸡肠，剪开后仔细用盐、面粉揉多遍，洗去臊味，开水汆烫，加笋片或茭白同炒就是"炒时件"，这是一道以前上海饭店菜谱上常见，但失传多年的海派名菜。

开水烫去鸡毛，冷水洗净，切成块状。

黑木耳一把浸发剪根洗净泥沙，放高压锅加水大火煮沸，改小火至少一小时炖烂。

带壳栗子去壳去衣是难题，但我从江西农民那里学来独门秘诀：栗子二斤，用菜刀切入栗子一半，放入锅内加水煮沸约10分钟。再用冷水冲一下，栗子壳和里面的一层衣就能极轻巧地剥除，注意剔去发黑变质的栗子，否则整道菜会变味。

干香菇20朵，水发后滤去泥沙。

起油锅，爆炒鸡块。

鸡块爆透，放入砂锅或陶瓷煲，加入黑木耳、栗子、香菇，再加半斤黄酒，酱油5调羹，水加至与食材齐平。煤气先大火煮沸，撇去浮沫，转小火慢炖约3刻钟，加适量糖试味，偏淡添加少量盐。等栗子软熟，再撇去浮油，香菇黑木耳栗子炖鸡就可以上桌了。

这道菜，酱色浓郁、香味扑鼻，鸡肉鲜香、栗子糯甜软熟、黑木耳如丝般柔滑，香菇有嚼劲，实在是佐餐下酒绝配。

香菇栗子黑木耳炖鸡有时在饭店也能看到，但由于食材选择欠佳、火候不到，鸡肉又硬又腥，黑木耳嚼之犹如海蜇头，栗子带着一股异味，难以恭维。

黑木耳是著名的山珍，可食、可药、可补，有益气、轻身强智、补血活血等功效。富含<u>多糖胶体</u>，有良好的清滑作用，还具有一定的抗癌和治疗<u>心血管疾病</u>功能。<u>中国</u>老百姓餐桌上久食不厌，有"素中之荤"之美誉。

到饭店吃饭，经常吃到一道"凉拌黑木耳"，这道菜在所有饭店都一个样，吃口爽脆，有点像海蜇，但这种做法，比较单调，未能把黑木耳的"神韵"——多糖胶体展示出来。

我的经验是"食材好，食才好"：

首先是选鸡。由于非典因素，现在全市的活鸡市场全部关门大吉。

买不到活鸡，只好买冻鸡。

到菜场超市挑选皮色金黄的内地产散养土母鸡，二三斤一只，千万不要买 AA 鸡之类吃鱼粉长大的机械化养鸡场的洋鸡，这种鸡只能做 × 德基或 × 当劳的炸鸡，无法入馔中餐。

栗子不宜买剥壳速冻袋装的，这种去壳栗子，价格不便宜，而且往往带类似馊酸的异味，且经常有坏栗子混迹其间。因此一定要去菜场挑选带壳的，挑选外壳整洁、手掂较重、形状如一，带有淡淡清香的栗子，然后按照我的办法剥壳去衣。

黑木耳必须先洗净放高压锅炖烂，否则神韵全无。

香菇宜选干香菇浸发，其香味浓郁，新鲜香菇缺此口感。

黄酒宜选坛装雕王或女儿红，不宜去超市买廉价袋装黄酒，这种黄酒放几天极易变酸，不小心加入香菇栗子鸡，那股味道只能反胃。

在炖煮中，除了撇去浮沫，煮熟后要用勺轻轻撇去面上厚厚一层浮油，现在的人见油色变，撇去浮油，这道菜的美味丝毫未减。

自制乳腐鲜辣香

腐乳被称为"中国奶酪"。中医认为腐乳味甘温，具有活血化淤、健脾消食等作用。现代营养学证明，豆腐在经过发酵后会得到更多利于消化吸收的必需氨基酸、烟酸，钙等矿物质。尤其发酵还会产生一般植物性食品中没有的维生素 B12 即核黄素，其含量比豆腐高 6—7 倍。此外，大豆中含有一种对人体非常好的保健物质大豆异黄酮，将豆腐发酵成为腐乳后，其中的有益菌会让大豆异黄酮的功效变得更强。这是由于之前豆腐中的大豆异黄酮会跟豆腐中的糖相结合，在人体的利用率是很低的；当经过发酵之后则会成为游离状态，更利于在人体中产生作用。

当年在江西插队，山村农民家家会做霉豆腐，也就是上海人说的乳腐。这是老表佐餐的主菜之一，吃饭时，从陶坛里舀出一小碗，油亮艳红，又鲜又辣，十分下饭。

村里老太太做霉豆腐，我边学边看边请教，掌握了要领，自己也做过几次，颇成功，但插队回沪后一直未做过。

去年在农贸市场见到有卖老豆腐——这是做辣乳腐的首选材料，遂开始"重操旧业"做辣乳腐。连续做近 10 次，非常成功。带一瓶到单位，午餐时同事们先小心地用筷子蘸一点品尝，结果就是用调羹舀一大勺，获得一片赞扬，食堂阿姨笑道："杨老师，今天的饭不够了。"

现在，自制乳腐已经成为我馈赠亲友的必备礼品，朋友们吃完会来催讨:"老杨,辣乳腐做好了吗?"

许多人认为自制辣乳腐难度极大不可思议,纷纷请教制作秘诀,我毫无保留地当场公布制作秘诀:

一、食材:

农贸市场买"半老豆腐"4斤约10元。

经验证明,老豆腐做乳腐,口感偏硬,嫩豆腐太软,做乳腐不成形,有一种豆腐摊卖的"半老豆腐",当属做乳腐最佳食材。

辣椒粉250克,花椒粉50克,胡椒粉50克,盐100克,食油500克,白酒一大碗。

二、制作工具:

纸箱一只。稻草一大把,如果没有稻草,可用制作寿司的竹帘或医用纱布。现在网购非常便捷,任何东西都买得到,可网购稻草帘,裁剪为纸箱大小,垫入纸箱即可。

三、制作

4斤老豆腐切成两厘米见方、1.5厘米厚小块,放淘箩里沥去水分,然后找个木纸箱,下垫干稻草或寿司竹帘或纱布,把切成小块的老豆腐竖放在草帘上,豆腐块之间保留一点间距,放满后纸箱加盖,防止苍蝇飞虫产卵。

脸盆放厨房较暗的地方,以利发酵。

两三天后,豆腐块开始逐渐变黄,这是乳腐霉菌开始起作用了。

霉菌亦称"丝状菌",属真菌。很多真菌对人类有益,如面粉发酵,做酱油、醋、酒和霉豆腐等都要用真菌来发酵。工业上许多酶制剂、农业上的饲料发酵都离不开真菌。许多真菌还可食用,如蘑菇、银耳、香菇、木耳等,霉豆腐的真菌可以将豆腐中的不易分解的物质分解出来,形成其独特的风味。

如果豆腐块变黑,那是杂菌感染,豆腐变质,只能全部扔掉。

豆腐块变黄，做乳腐已经胜利在望了。

春冬季发酵约一周，豆腐块外表呈深黄色，长满白色茸毛，湿漉漉的，这就是霉熟了。

然后，辣椒粉和花椒粉胡椒粉放在大碗里，加100克盐拌匀。

准备一碗高度白酒，通常用二锅头即可，倒入大碗。

再准备几个玻璃瓶或瓷罐，家里的酱菜瓶、辣酱瓶都可以洗净使用。

小心地用调羹舀出豆腐块，放白酒里浸一下，浸白酒有二个作用，一是消毒，二是添香。

然后取出豆腐块，放入已经拌匀辣椒粉、食盐、花椒粉、胡椒粉的大碗滚一下，使豆腐块表面全部沾满辣椒粉，轻轻放入大口玻璃瓶，放满后，倒入食用油到瓶口，拧紧瓶盖。4斤老豆腐做成的辣乳腐，可装酱菜瓶十几瓶。

二周后即可开瓶品尝自制辣乳腐了，自制辣乳腐，放入冰箱冷藏室，可长期保存。

有的读者不嗜辣，但喜欢吃乳腐怎么办？

我有妙招，做"广合乳腐"。

锅里烧一大碗水，加少量辣椒粉、胡椒粉、花椒粉，盐，口感要略偏咸，煮开后冷却，倒入瓶中。

浸过白酒的豆腐块不裹辣椒粉，直接放入瓶中，二周后开瓶佐餐，这种乳腐，微辣咸鲜，同样受人欢迎。

这两种自制乳腐，鲜香软辣，比超市瓶装的更美味，配泡饭一绝，辣乳腐瓶里的红油，拌面加一小勺，非常好吃。

春蔬滋味长

挥别严寒,大地回春,万物萌发,绿意盎然。

大自然开始慷慨地馈赠顶着霜雪从沃土爆芽的鲜嫩野菜时蔬:马兰头、荠菜、春笋、草头、芦笋、春韭,老树也开始兴致勃勃地绽放新芽:枸杞、香椿、木兰,这些都是苦熬一冬,瞵别数月、"嘴里淡出鸟来"食客们的孜孜以求的春蔬美味。

北宋诗人陆游非常形象地描绘出人们拥抱春天、品尝春蔬的喜悦:"菜把青青间药苗,豉香盐白自烹调。须臾彻案呼茶碗,盘箸何曾觉寂寥。"

诗中的"药苗",指的就是野菜马兰头。

马兰头又名红梗菜、鸡儿肠、田边菊、紫菊等,多年生草本植物,生于路边、田野、山坡,喜温耐阴,抗寒耐热力强,零下10℃能安全越冬,地温回升到10~12℃,嫩叶嫩茎就开始迅速生长。

马兰头味辛性凉,有凉血止血,清热利湿,解毒消肿的功效;主治吐血,流鼻血,崩漏,紫癜,创伤出血,黄疸,泻痢,水肿,淋浊,感冒,咳嗽,咽痛喉痹,痈肿痔疮,丹毒,小儿疳积。

马兰头富含矿物元素和维生素及β-胡萝卜素,17种以上氨基酸,钾含量是普通蔬菜的 20 倍，与一般蔬菜相比，其 Se、Zn、Mg、Ca 含量更丰富，是一种药菜功能兼具、脆嫩鲜爽、清新甘鲜的春蔬美味。

中国地大物博，全国各地，似乎只有江南人最爱也最懂马兰头。

初春的田埂上、坡地边，马兰头在草丛中恣意地爆芽长叶，鲜嫩欲滴。农妇和孩子，挽一个挎篮拿一把剪刀，"挑马兰头"构成了江南水乡一幅美丽的民俗风情画。

摘回家的马兰头除了自己吃就是拿到集市卖。

江南人吃马兰头的传统习惯是开水氽烫后凉拌。

马兰头一斤买回家，摘去老叶硬梗洗净，烧一大锅开水，放一勺盐，再备一盆冷水。马兰头放入沸水氽 20 秒，立即漏勺捞出浸入冷水——这是保持马兰头鲜脆的秘诀，然后再捞出挤干水分，切成碎末，再挤干水分备用。

五香豆腐干 3 块，开水氽过，切成碎末。

虾皮 3 调羹，洗净放一调羹黄酒，入微波炉高火一分钟去腥。然后把马兰头、香干、虾皮放入大碗，倒一调羹麻油，适量盐，一起拌匀，一道马兰头香干就做成了。

以此为基础，可变化出多道美食：

马兰头拌竹笋：春笋去壳洗净切碎丁，放碗中加水，再放入微波炉高火 3 分钟煮熟——生笋味涩难以入口，必须煮熟，放凉后再与马兰头加麻油和盐拌匀，即可装盆上桌。

松仁马兰头：椒盐松仁 50 克，拌入氽熟切末的马兰头和五香豆腐干末，加麻油盐拌匀，这道菜是马兰头香干的升级换代版，马兰头的脆爽、五香豆腐干的软糯，加上松仁的清香丰腴，绝配。佐餐下酒均宜。

最近内地也开始吃马兰头，有油盐煸炒、马兰头蛋饼、马兰头炒猪肝、马兰头拌豆腐、马兰头拌紫甘蓝、马兰头猪肉水饺等等，花样百出，均为不成功的"创新"，这种吃法，完全未得江南人吃马兰头精髓和神韵。

由于马兰头销路日增，人工栽培马兰头也应运而生，现在菜场里一年四季都有人工栽培马兰头出售，但野生马兰头清鲜脆爽的神韵全无。

　　要择时吃到野生马兰头，只有在初春季节，到郊区集市，见到头戴土布头巾的老年农妇竹篮里颜色墨绿参差不齐的马兰头，那才是正宗的。菜场卖颜色浅绿而且软不啦叽的马兰头，都是人工栽培的。

鲅鱼饺

到青岛威海大连旅游或做客，主人会端出一盘当地美味——鲅鱼水饺。

这对于吃惯荠菜馄饨黄芽菜饺子的上海人而言，非常新奇，入口尝之，别具风味的软糯鲜香，十分好吃。

鲅鱼水饺是山东中最出名最好吃的饺子，我的美食记忆中，似乎除了山东辽宁，中国其他地方没有见到过鲅鱼水饺。

去过青岛大连几次，对鲅鱼水饺印象深刻，记忆犹新。但从未见过鲅鱼，总自说自话想当然地认为那是一种生活在渤海的鱼类，要吃鲅鱼水饺非得去青岛大连不可。

前几天与一位久居沪上的老山东聊天，谈到我神往的鲅鱼水饺和鲅鱼。

老山东笑道："鲅鱼上海菜场到处都有，仅仅是叫法不同。"

"上海人叫什么？"

"马鲛鱼啊。"

我差点昏过去，鲅鱼原来就是马鲛鱼。

马鲛鱼在上海十分常见，许多人叫"青川鱼"，它的身价，明显低于鲳鱼、大黄鱼、带鱼甚至乌贼鱼，似乎"不上台面"——家里过年宴客马鲛鱼很少上桌，上海的饭店餐馆，菜单上也鲜见马鲛鱼。

但是在青岛，鲅鱼是一道时令春鲜，这一带古老的习俗是女婿们提两条刚上市的鲅鱼去看望泰山大人，鲅鱼要够大够鲜活，方能显出晚辈的诚意，所以在青岛有"鲅鱼跳，丈人笑"的戏称，真是千里不同风，百里不同俗啊。

知道鲅鱼就是马鲛鱼，一切就简单了。

九月正是渔汛，东海也大量捕捞马鲛鱼，菜场鱼摊的马鲛鱼银光闪闪，非常新鲜，每斤仅售7元。

买一条3斤左右，20元。

韭菜一斤，2.5元。

饺子皮2斤6元。

回家后，第一步，取鱼肉。

菜刀切掉鱼头，冲去血水，再用菜刀从鱼的背脊处切入，把鱼切成2片，剥去内脏，再冲洗干净。

马鲛鱼皮很厚实，鱼骨大部分都在脊椎上，把脊椎骨剥下丢弃，留下带鱼皮的两片肉。鱼肉可用小刀轻刮，很快，就刮下了一大碗鱼肉。用手在碗里兜底捏一次，捡掉鱼刺。

然后加2调羹黄酒，一勺盐（15克）、5克花椒粉、一只生鸡蛋，3大勺熟猪油（约100克），用搅拌器把鱼肉打成糊状。

第二步，二两肥猪肉，剁成肉糜，拌入鱼肉碗，使劲从一个方向搅动，把鱼肉馅搅得"起劲"，马鲛鱼馅，加入剁碎的猪肉肥膘，味道更丰腴，但不宜过多，2斤馅，二两肥膘足矣。

第三步，韭菜一斤，摘去黄叶和老根，洗净，切成碎末，放入鱼馅碗，把韭菜和鱼馅拌匀。

这样，鲅鱼饺子馅备好了。

先包二三只，下锅煮熟尝咸淡。简直与青岛品尝的一模一样，非常精彩，用鱼肉做馅，这还是平生第一次，但大获成功。

味道正好，就可以开始包了。这一大碗馅，可包120只饺子。

包好的饺子，放入盘内，蒙上保鲜膜，进冰箱冷冻室速冻，冻硬后装入食品袋，吃时开袋，烧一锅沸水下饺子即可。

如果喜欢吃煎鲅鱼饺，做法非常简单：

把速冻鲅鱼饺子直接放入平底不粘锅，加150毫升冷水，再加50毫升食油，盖上锅盖，煤气开大火，由于水比油重，因此平底锅的水先煮沸，把冻饺子直接焖熟，水干后，热油开始煎饺子，煎到底部焦黄即可盛出上桌，再加一碟香醋，绝配！

这是我观察生煎馒头锅贴摊的煎锅多次，悟出的独创绝活。

大部分人家吃煎馄饨，都是把馄饨煮熟再煎。这样做，馄饨皮子破碎，菜馅发黄，味道不太精彩。

用我的办法生煎馄饨或饺子，无论品相口感都一流，各位不妨一试。

可能有人不喜欢韭菜做饺子馅，很简单，把韭菜换成黄芽菜即可。

黄芽菜约2斤，加少量盐剁碎，挤干菜汁，拌入鱼馅即可。

现在荠菜上市，做荠菜鲅鱼饺也不错。荠菜一斤，去黄叶去根洗净，大锅沸水氽15秒，舀出立刻放入冷水——此举可保持荠菜翠爽。再切碎挤干菜汁，拌入鲅鱼馅。

在上海自作山东风味的鲅鱼饺子，上海闲话叫马鲛鱼水饺，增加了新的美食体验，尤其是在沪上"不上台面"的马鲛鱼，竟然可以剁馅做美味水饺，真的很有趣，也非常简单，各位不妨一试。

创新调味品：咸蛋黄酱

一

朋友家宴，一款咸蛋黄南瓜非常赞。近几年上海引进栽种的日本小南瓜，色泽金黄，扁圆身材，口感又糯又粉，非常好吃。

记得小时候妈妈买南瓜全凭运气好，南瓜粉糯，上桌顷刻而尽。运气不好，买来的南瓜烧熟犹如黄瓜，一锅水，全无粉糯口感，只好自认晦气。

炒南瓜是江南家常菜。现在的日本种小南瓜，每只都很粉糯，烧这道菜，锦上添花的是添加咸蛋黄——取出熟咸蛋里的咸蛋黄，放入碗中，用调羹搅碎，加水调成糊状，南瓜快熟时倒入锅内同煮，收干汤汁起锅。

这道菜，色泽金黄，口感软糯粉"沙"——这是咸蛋黄最受欢迎的特质，加入炒南瓜，顿时使南瓜升级换代，成为一款真正美味。

"咸蛋黄炒南瓜味道一流，就是弄咸蛋黄很麻烦。"我对朋友说。

"哈哈，孤陋寡闻了不是？现在有这个——"朋友从冰箱中取出一瓶东西递给我，"去香港旅游带回来的。"

这是一瓶港产180克"流沙咸蛋酱"，标明"内含10个咸蛋黄"。

"炒南瓜加半调羹就可以了。"

回家后，在淘宝搜寻，很快找到这瓶"流沙咸蛋酱"，标价39.8元一瓶。我买了2瓶。

两天后到货。打开一尝，也就是咸蛋黄的味道。

想想有点不划算。忽然想到，菜场禽蛋摊有生咸蛋黄卖，干嘛不自己做咸蛋黄酱？

立马直奔菜场，禽蛋摊十颗一盒咸蛋黄，8元。买3盒。

回家打开烤箱，取出烤盘，垫上铝箔，把24颗咸蛋黄从盒中取出，整齐排列烤盘，烤箱设置150度15分钟。

15分钟后取出烤盘，咸蛋黄已熟，香味诱人。

香港流沙咸蛋酱的瓶标上有配料说明：咸蛋黄、牛油、糖、盐、生粉、味精。

儿子尝过这瓶咸蛋黄酱表示：根本不能放牛油，两种味道不配，感觉怪怪的。

不放牛油，那就换橄榄油。

把8个咸蛋黄放入搅拌器，再加50毫升橄榄油，很快就搅成金黄色糊状了，调羹舀出一尝，非常精彩，与香港流沙咸蛋黄酱基本没有区别。

然后把剩下的咸蛋黄全部搅成酱，装了一大瓶。

咸蛋黄加橄榄油总共花费不到30元。按照那瓶流沙咸蛋酱的售价，我这瓶咸蛋黄酱值96元，而且没有生粉味精和糖，更纯，更接近原始咸蛋黄风味。

二

有了自制咸蛋黄酱，接下来开始考虑配套食谱了。

一、咸蛋黄炒南瓜

日本小南瓜半只约750克，去皮去籽洗净，切成手指粗细约6厘米长条。把南瓜条放入碗中，加少量水，进微波炉大火10分钟。

为什么要微波炉先烹熟南瓜？

生南瓜下锅煸炒，容易烧焦，微波炉烹熟再下锅煸炒，就没有这个问题。

炒菜锅放油，油热后下熟南瓜翻炒一分钟，再舀三大勺蛋黄酱和少量水入锅一起煸炒，汤汁收干即可起锅装盆上桌。

二、流沙香辣蟹

现在梭子蟹上市，半斤一只活的也就二十多元一斤。

买 3 只活梭子蟹，摘去砂囊和鳃，洗净，切块。把蟹钳蟹脚掰下，外壳竖剪一刀，便于烧时入味。

起油锅，油热后加 2 克花椒，两片生姜、四五个红尖椒，20 克豆豉，煸出香味后下蟹块蟹钳蟹脚煸炒 3 分钟。加黄酒，酱油和少量水，盖上锅盖焖烧 5 分钟，然后加入三调羹咸蛋黄酱翻炒，使梭子蟹均匀粘上咸蛋黄酱。

再撒一把葱花，然后起锅装盆上桌。

这道流沙香辣蟹，由于添加了咸蛋黄酱，吃时颇有蟹黄满口的奇妙感觉，非常棒。

三、虾子咸蛋黄豆腐

虾子豆腐是苏帮名菜。

淘宝网购干虾子。

绢豆腐一盒，虾子半调羹，咸蛋黄酱半调羹，虾子用黄酒浸发。

起油锅，先下虾子，然后把绢豆腐用小刀划成小块，入锅，加 200 毫升高汤同煮约 3 分钟。再下二调羹咸蛋黄酱，翻炒片刻，然后起锅装盆上桌。

这道菜，颇有蟹粉豆腐的口感。

四、金黄椒盐基围虾

活基围虾一斤，剪去虾须，洗净，加一调羹白酒拌匀去腥。

锅内下油 100 克，大火油沸，转中火，下基围虾炸透。

虾起锅，倒掉油，锅内加 150 克水，一调羹花椒粉，半调羹盐，一片生姜，大火煮沸，再下基围虾，不断翻炒，使之入味。等锅内汤汁接近收干，把虾舀出，洗锅，加三调羹咸蛋黄酱和少量水，翻炒拌匀，再倒入虾翻炒，使每只虾壳都均匀粘上咸蛋黄酱，起锅装盆上桌。

这道金黄椒盐基围虾，咸鲜入味，兼有咸蛋黄特有的"沙味"，相得益彰，佐餐下酒均宜。

咸蛋黄酱显然不是江南传统风味调料，但能为不少菜肴增色，居家自制也很方便，各位不妨一试。

酒香草头和腌金花头

草头是上海、江南一带对豆科蔬菜南苜蓿的叫法。草头有叶三齿，如倒心形，先端稍圆或凹入上部有锯齿，叶的表面呈浓绿色，茎梗极短，主根长，多分枝。草头嫩叶，极富营养，在绿叶蔬菜中，它的维他命K的含量最高，特别是维他命A含量和胡萝卜相差极微，维他命C超过白萝卜二三倍以上，这些营养成分都超过菠菜，更重要的是，草头口感鲜嫩爽脆，十分鲜美。草头是清凉性的蔬菜，食之消除内火，尤其在燥烈季节，用以佐膳，功效显著，更胜于西洋菜。

草头是上海人最爱的蔬菜之一，上海人对草头情有独钟，生煸草头，酒香草头，草头圈子，一向是本帮菜的主力。

初秋，菜场鲜草头上市，碧绿生青，十几元一斤，尽管价格不菲，但对于吃腻了蕹菜米苋黄瓜的家庭而言，主妇们会毫不犹豫地买上一斤，回家洗净，大火旺油煸炒，上桌就一抢而空。

许多人喜欢吃草头，但未掌握烹制要领，上桌的草头发黄变软，味同嚼蜡。

煸炒草头有诀窍：

第一，不宜量多。每次下锅，250克到300克，多了容易炒黄；

第二，大油锅、猛火、快炒。生煸草头，每次至少50克油，煤气开大火，油锅冒烟，下盐约2克，然后倒入草头，快速翻炒十几下，草头全部变成深绿色立即起锅装盆上桌；

第三，在翻炒过程中，一定要加少量白酒约一调羹15克，草头与白酒是绝配，酒香草头香气扑鼻，闻之食欲大开；味道更鲜美。加白酒的同时，倒入半调羹红酱油，这是松江人的习惯，饭店的酒香草头不加酱油，但我家的生煸草头一向加酱油，味道绝对锦上添花。

以生煸草头垫底，派生出本帮名菜草头圈子，这道菜非常美味，但烹制较难：将猪大肠放在温水里，一边灌水，一边把肠翻转，剥净肠内污物，洗净，放入水锅里用旺火烧开；待猪肠外层发硬紧缩，即可捞出，放桶内，加盐、香醋用手捏揉去掉粘液；锅内放入大肠，加入葱段、姜片、黄酒，用旺火烧煮2小时左右；再捞出用冷水冲洗后，切去肠头肛门和薄肠，再放到汤锅里，加盖用旺火烧焖约一小时；烧至直肠发胖呈白色，冷却后，将熟直肠切成2厘米长的斜小段；炒锅烧热，放入圈子，加黄酒、酱油、白糖、姜末、白汤75克，烧沸；再移小火煮5分钟左右，至卤汁收紧时，用湿淀粉少许勾芡，浇上熟猪油10克，加盖待用；. 另用炒锅一只烧热，下猪油烧沸，将草头放入旺火煸炒，加酱油、白糖，至断生，出锅倒在盆中；将已烧好的圈子，放在生煸草头上即成。

由于草头圈子工序复杂，居家烹制颇为不易，许多食客往往去本帮菜馆大快朵颐。

其实，居家烹饪可采用另外方式，这就是松江人常做的"草头肉丸"：肉糜250克，加酱油黄酒少量盐搅拌起劲，把肉糜搓成2厘米直径肉丸，下油锅炸熟，备用，草头下锅后，肉丸也下锅一起翻炒起锅。

这道草头肉丸，草头爽脆，肉丸鲜炸外脆里腍，味道更胜酒香草头。

许多中老年人都有小时候放学路上向苏州老太买几分钱腌金花头当零食的记忆。

随着草头大量上市，价格也一路下滑，这几天，农贸市场的草头仅售2.5元一斤了。

忽然想起小时候外婆做的腌金花头，立即如法炮制。

10元买4斤草头，捡去黄叶洗净，放入竹匾阳台上吹干，放入大盆，加2调羹盐，用手把草头揉透，放入容器，上压重物放一夜，滗出菜汁，再挤干草头，放入大口玻璃瓶，塞紧塞实，倒入一调羹白酒，拧紧瓶盖，倒扣放入容器，再往容器内注水，防止走气和杂菌污染，放置约一个月，等瓶内草头呈金黄色，即可开瓶品尝微酸咸鲜的腌金花头了。

自己做腌金花头，十分合算，10块钱草头可以做2大瓶，早餐时上一碟浇了麻油的腌金花头佐粥，能勾起童年的许多味蕾记忆。

民国时期苏州文人范烟桥在《茶烟歇》中记载："苏州人好吃腌金花菜，金花菜随处有之，且其叫卖声悠扬，若有一定节奏者。老友沈仲云曾拟为歌谱，颇相肖也。山塘女子稚者卖花，老则卖金花菜与黄莲头。同一筠篮臂挽，风韵悬殊矣。"

老卤炖美味

多年前，看《清朝野史大观》，一则典故颇令人垂涎。

明朝万历年间，努尔哈赤攻抚宁城，兵败被囚。部下潜入京师，私下向万历皇帝母后李太后求情，太后为努尔哈赤说了好话，并释放了他。努尔哈赤感念其恩德，称她为"万历妈妈"。1644年顺治帝入主中原，将她的神位供奉在紫禁城东北角，规定每天以两口活猪宰杀后煮肉供奉"万历妈妈"，这种祭祀方式持续了200多年。

最精彩之处是炖肉的老汤，200年间除了加水，没换过。祭祀后的白煮肉，赐给乾清门的侍卫分享。但这锅老汤不能放盐，炖肉是淡的，这么美味的老汤白煮肉淡吃，实在太可惜，侍卫们想出绝招，用盐水煮高丽纸入味，再晒干，吃时，往碗里放入高丽纸，舀入浓郁鲜香的肉汤和白煮肉大嚼。200年老汤煮肉，这种美味，想起来都令人十分神往。

决定如法炮制，但必须与时俱进升级换代。四年前，我开始自制老卤。

陶瓷煲一只，香料包一袋。里面放桂皮、茴香、黑胡椒颗粒、花椒，陈皮、少量迷迭香干叶。

陶瓷煲倒入老抽酱油，花雕和水，放入一块已沸水氽去血沫的重约750克10厘米见方的带皮腿肉，煮开后转小火焖煮约45分钟，加入冰糖再焖一刻钟，肉已烂熟取出，冰箱内放凉后切片。

然后煮面条，取少量肉汁浇在面汤里，上面放一块大肉，这就是非常精彩的焖肉面了。

准备一只容量一升的带搭扣的密封大口玻璃瓶，用滤网滤去香料和残渣，撇去浮油，卤汁趁热倒入大口瓶，扣紧瓶盖，放入冰箱冷藏室。

几天后取出老卤，添加香料和水、酱油、黄酒，卤一块牛肉，卤熟后切片上桌，这就是美味的卤牛肉了。

一开始，老卤还"未老"，卤出的食材尽管美味，但尚未"出神入化"。

随着时间推移，每周卤一次，卤汁越来越浓稠，各种食材的鲜味融入卤汁，我的卤菜也渐入佳境，到现在，历经四年的老卤已经到了放凉后即呈肉冻状了。

可卤的食材甚多，猪肉、牛肉、门腔、猪肝、猪肚、老鸭、母鸡、鹅翅都可以卤。每次朋友来小聚，老卤牛肉、卤鹅膀、卤门腔都是下酒美味。

卤菜的最大优点是避免了起油锅，现在的人们崇尚清淡，"谈油色变"，我每次使用老卤都撇净浮油，卤菜不带一点油花，可以放心大快朵颐。

几条经验总结：

一、羊肉和鱼不能卤。羊肉膻气太重，鱼太腥，老卤会变味。

二、卤豆腐干或油豆腐，可舀出一些老卤，加水卤一次。卤豆制品老卤易变质。

三、盛放老卤的密封大口瓶，倒出老卤后热水洗净，卤完食材后老卤趁热倒入大口瓶，扣紧搭扣，放入冰箱冷藏室。

四、冰箱储藏老卤不宜太久，尽量每周卤一次，使老卤充满生命活力。

五、猪肉牛肉鸡鸭等食材，一定买最新鲜的，卤前必须沸水氽去血水和浮沫，使老卤保持清澈，在卤的过程中，随时撇去浮沫。

六、每次卤制食材，加水、酱油、黄酒、冰糖和适量香料。老卤香料并无定规，可根据自己喜好，加八角、桂皮、迷迭香、陈皮甚至少量红茶，味道更醇厚，但切忌多加，多加香料，会使老卤变苦，而且香气太浓，掩盖肉香。另外不建议加大蒜、洋葱、葱头，容易使老卤变味。

七、卤完食材，用漏勺滤去香料和残渣，下次卤时再添加。

八、卤制的食材，不宜切小块，小块食材久煮会烂熟，散落在老卤汤汁里，舀出来品相难看，而且会把老卤搅得一团糟。猪肉通常选取带皮腿肉，10厘米见方，500—1000克，牛肉也是大块，鸡鸭半只或一只，卤熟后切块。

昨天下午，孙女淇淇幼儿园的六个同学和家长来我家玩，加上我家6人，共18人晚餐。我上午就在厨房备餐，3斤卤牛肉和2斤卤鹅膀是两道"硬菜"，先后小火炖3小时，漏勺舀出，放凉后牛肉切薄片，鹅膀整只放碗里，上桌前浇少量老卤，六个小朋友看到喷香的肉肉，欢呼雀跃，每人2大片加一只鹅膀顷刻而尽。大人们则以红酒佐卤牛肉鹅膀，赞口不绝。

当然，晚餐不可能单靠卤菜"撑市面"，我备菜12道，还有：苦苣牛油果色拉、火腿冬笋、茄汁草虾、生爆海贝、芹菜墨鱼卷、煮豌豆荚、干煸四季豆、咸蛋黄南瓜、粉皮鱼头煲、生煎馄饨、白米虾豆腐。菜上桌时，我特别强调，苦苣、芹菜、南瓜，都是自家菜园现摘现炒的。大家吃得极为尽兴，我也非常高兴，因为现在很少人会在家以多年老卤做菜款待亲友了。

油兖一切
——从五味应该是六味谈起

几千年来，中国人通常用"甜酸苦辣咸"五味描述食物的口感。

但是，人们忽略了一种更重要的口舌快感：脂味，也就是动植物脂肪构成的美妙味觉，更直白地说，就是油味。因此，五味应该是六味：甜酸苦辣咸脂。

从"六味"的角度看，一日三餐，可以不甜不辣不酸，但不能缺油少盐。

老外的早餐，主食面包绝对不能没有芝士黄油相伴，咖啡都要加上一勺奶油，中国人的早餐素淡，白粥酱瓜什锦菜，如果餐桌上出现油条生煎，孩子们会眼睛一亮，即使凉拌黄瓜海蜇，也必须倒上一小勺麻油。

华夏菜系，琳琅满目，异彩纷呈，宴客有全鸡全鸭全羊、海参鱼翅、太湖河鲜，佛教徒则是罗汉上素，这些宴席的特点是可以没有肉蛋没有鸡鸭，甚至全素，但哪一道菜都离不开油，没人吃过全部不放油的整桌菜肴。

即使和尚尼姑，天天断荤茹素，但不断油，他们的素斋的美味，都是靠豆油菜油花生油麻油和香菇木耳面筋豆芽支撑的。

所以，不管荤油素油，油是菜肴美味的基本要素和基础。

我国曾经历过长期的短缺经济时期,鸡鸭鱼肉蛋虾包括油,全部限量凭票供应,上海作为我国经济中心,那时每人每月只有半斤油,母亲炒菜,都是小心翼翼地舀一小调羹油下锅,偶尔买到肥肉,习惯切丁熬熟猪油,熬出的金黄色猪油渣,蘸点酱油,是孩子们公认的天下第一美味。用一勺猪油加酱油拌饭,连小菜都可以省略。当时人们对油的渴求,现在年轻人根本无法想象。

春节过年,母亲把整整一年从油瓶里省下的油,很奢侈地开油锅做熏鱼泡肉皮煎糖年糕,氽花生米龙虾片脆麻花,炸肉丸排条古老肉,母亲被热锅油烟熏得眼睛发酸,全家人则望眼欲穿地等候油氽美味上桌,那是一年中最幸福的时刻。

任何食物,经过油氽,立马变成美味。那种焦脆那种喷香那种丰腴滋润,太诱人。试想,如果油条是水煮的、熏鱼是火烤的、粢饭糕是清蒸的、猪排是微波炉转熟的,会成为经典美味么?

改革开放近40年,中国人的生活水平有了天翻地覆的提高,油再也不是奢侈品稀缺品了。当年市中心食品店门口开大油锅炸鲜肉吐司,人手一块手指缝滴油冒热气在街头大嚼的场景,早已成为久远的记忆矣。

现在,为了健康为了祛病避"三高",一些人在餐饮择食方面开始走极端,谈油色变见油就躲,菜都改炒为蒸煮凉拌,猪肉会增加体内湿气不吃,河鱼污染太重回避,鸡鸭有禽流感嫌疑拒绝,蛋黄胆固醇偏高远离,油氽食物更是基本杜绝,偶尔餐馆小聚,以"拼死吃河豚"的做派,挟一块红烧肉还要去皮去肥肉勉强吞下,席间上一道粢饭糕点心,一脸苦相规劝朋友:"迭种油氽东西,少吃为妙"。但这种心态真能祛病延寿么?

一次应酬,席间一老妇,手指一盘炸排条声色俱厉大声喧哗:"格种物事好吃的啊?多少胆固醇啊!"举座愕然。

我对她说:"你厌恶排条可以不举筷,用不着大喊大叫,谁在家天天吃排条?好情绪会感染人,坏情绪亦然,大家心情都被你搞坏了,何必呢?"老妇哑然。

"适口为珍"是中国人养生古训。喜欢吃荤腥油氽食物,也是人们在餐饮方面的一种选择。但不能嗜油成癖,每顿以油氽食物果腹。但换言之,眼下的上海人,给他顿顿吃油条粢饭糕炸猪排开口笑豆沙麻球,有胃口吃得下么?

对油氽食品进行后期处理也不失为减油妙招。

入秋鲜藕上市,切藕片内夹肉糜外裹面糊油氽,名曰藕夹,鲜香脆嫩,味道一流。在大碗底部垫2层吸油纸,炸熟藕夹放纸上,能吸去大部浮油,这样,既能品尝油氽美味,又达到减油目的,一举两得。炸猪排、面拖小黄鱼、油氽花生米、龙虾片均可如法炮制。

本人对油氽食品也情有独钟,但每年体检,血脂2.8,朋友不解。答曰:油条一周一根,炸猪排一月2次,干炸小黄鱼吸油后浸入糟卤,上浮油花再用吸油纸吸尽,偶一为之,非常过瘾。平时三餐,"无肉亦欢",再加之每天坚持步行超一万,地铁上按摩合谷列缺内关三穴,保持良好心态,血脂就自然保持3以下了。

小宝贝的早餐

儿子媳妇 2012 年结婚，2013 年生下姐姐淇淇，2015 年弟弟文文出生，今年，姐姐 6 岁，弟弟四岁半。

我们一家 6 口住在一起，我一直是家里主厨。从两个宝贝断奶开始，他们的一日二餐（午餐在幼儿园吃）就是我每天下厨首先考虑的第一要务，今天先介绍他们的早餐。

一、粥

他们的早餐很丰盛，每天有粥，是阿姨一清早用电饭煲熬的，但各有不同，经常轮换，大人也一起吃：

1. 五谷粥： 大米、小米、米仁、藜麦、玉米渣，

2. 赤豆血糯莲心粥； 赤豆、血糯米、莲心（有时还加杏仁），

3. 绿豆百合粥： 绿豆大米加新鲜百合，

4. 白粥。

二、佐粥小菜：

1. 自制海鲜拌饭料

这是日本拌饭料的自制创新。有一种日本原装进口的"鲑鱼海苔拌饭料"，味道甚佳，但非常贵，一小瓶 85 克，售价六十多元。

太太认为这种拌饭料完全可以自制，结果一试成功。

紫菜 200 克，大开洋 200 克洗净沥干水分，白芝麻 200 克洗净沥干水分，分别放入烤箱，开洋芝麻 150 度烤一小时，紫菜烤半小时，烤到开洋紫菜芝麻变干变脆，取出，放凉后用搅拌机打碎，装瓶，放入冰箱冷藏室，由于开洋咸鲜，因此拌饭料无需加盐。

开洋所含蛋白质远高于鱼、蛋、奶；还含有丰富的钾、碘、镁、磷等矿物质及<u>维生素 A</u>，且其肉质松软，易消化，对小朋友的生长发育非常有益。

紫菜的<u>蛋白质</u>、铁、磷、钙、核黄素、胡萝卜素等含量居各种蔬菜之冠，故紫菜又有"营养宝库"的美称。

芝麻含有大量的<u>脂肪</u>和<u>蛋白质</u>，其中主要为油酸、亚油酸、棕榈酸、花生酸等的甘油脂；又含甾醇、芝麻素、芝麻酚、叶酸、烟酸、蔗糖、卵磷脂、蛋白质；还有膳食纤维、糖类、维生素 a、<u>维生素 B1</u>、B2、尼克酸、<u>维生素 E</u>、<u>卵磷脂</u>、钙、铁、镁等营养成分。

这种自制拌饭料，又鲜又香又脆，两个宝贝非常喜欢吃，一小碗粥拌入一调羹，一下子吃完。做一次，可吃两个月，成本是日本拌饭料的零头。

2. 凉拌黄瓜，凉拌苦苣

苦苣是自己种的。现在菜场也有售。

每百克鲜苦苣菜中含蛋白质 1.8 克，糖类 4.0 克，<u>食物纤维</u> 5.8 克，钙 120 毫克，磷 52 毫克及锌、铜、铁、锰等微量元素，以及维生素 B1、B2 0.2mg、C88mg、胡萝卜素 3.22mg、烟酸等。此外，还含有腊醇、<u>胆碱</u>、<u>酒石酸</u>、<u>苦味素</u>等化学物质。苦苣中含有维生素 C88 毫克，胡萝卜素 3.22 毫克，分别是菠菜中含量的 2.1 和 2.3 倍。苦苣嫩叶中<u>氨基酸</u>种类齐全，且各种氨基酸之间比例适当。

清晨，阿姨到菜园摘一把苦苣，弃黄叶洗净，再用饮用水冲一遍，切碎，按时令加各种鲜果丁：牛油果丁、香蕉丁、猕猴桃丁、梨丁、苹果丁、草莓丁、香瓜蜜瓜丁，用丘比沙拉酱拌匀，苦苣碧绿生脆，果丁鲜甜软糯，非常好吃。

如果不用苦苣，生菜也可以。

3. 福建肉松、扬州酱菜、自制泡菜、自制茶叶蛋

三、自制面包

每天晚上7点，阿姨用松下面包机自制面包。配料非常简单：高筋面粉225克、低筋面粉25克、酵母3克、盐3克、水190克。面包机开定时，第二天早晨6点半，喷香焦脆松软的法式面包出炉，成本约一元。

热面包切片，涂上法国进口的"乐芝牛"小块软质奶酪，也是宝贝的最爱。

四、自制豆浆

现在的豆浆机，已经能够用洗净的干黄豆直接做，而且无需滤渣，极为方便，3元一斤黄豆可做8次，每次仅4角，一大壶全家都喝。宝贝们已经养成喝淡豆浆的习惯，不加糖。

五、其他早点

用蒸锅蒸红薯、芋头、山药、南瓜、鲜玉米，以及每人一个鸡蛋。

网购新西兰牛奶、自己做的荠菜馄饨、南瓜塌饼、韭菜盒子、葱油饼、肉粽等等。

这份早餐食单的美味，不会同时出现在餐桌上，而是轮流交替出现。

每天早晨，我和阿姨在厨房忙碌，听到楼梯响，然后传来犹如童声二重唱的奶声奶气叫"爷爷"，两个小朋友自己洗脸刷牙后，下楼了。

"小朋友，快下来，今天又有好东西哦！"

"爷爷，有小方块奶酪吗？"

"当然有，还有赤豆莲心粥，爷爷特意加了白糖。"

"爷爷，我要用海鲜粉蘸蛋蛋吃！"文文把拌饭料叫海鲜粉。

快乐的一天从早餐开始了。

早餐后，妈妈开车送宝贝上幼儿园。

两个宝贝，非常争气，凭自己实力先后考进世外幼儿园，淇淇今年又进一步，考取世外小学，9月1日就是小学生了。

姐姐和弟弟，在幼儿园班级里年龄都是最小的，但身高都排进前五名，显然，他们的早餐没白吃。

宝宝爱吃的晚餐佳肴

宝宝断奶后面临一个全新的餐饮世界，所有食物都是第一次吃，婴幼儿心理学告诉我们，宝宝需要重复吃八次，才会爱上许多新的食物。

有的父母亲喂断奶后的宝宝，发现宝宝不喜欢某种食物，例如炖蛋、肉汤、清蒸鱼、各种蔬菜，于是"顺应"宝宝的偏好，尝试更换他们喜欢的食物，这件事的直接后果，可能养成宝宝长大后一辈子偏食的习惯。

了解了宝宝的这种心理特点，需要父母和爷爷奶奶外公外婆在宝宝吃饭时统一思想、统一行动、"硬下心肠"，坚持就是胜利。

幼儿园放学，宝宝回家总会吵着要吃零食。如果大人拿出饼干巧克力，他们晚饭食量就大减，再好吃的饭菜，都塞不进了。

所以，我家的规矩，宝宝放学回来，最多给他们吃一点水果，留着肚子吃晚餐。

为了养成宝宝不挑食的习惯，需要"研发"一批适应宝宝生理特点、生长发育需求和消化能力的菜肴，促进宝宝茁壮成长。这次介绍几款宝宝爱吃、营养丰富的美味佳肴：

茶叶鹌鹑蛋

鹌鹑蛋富含蛋白质、脑磷脂、卵磷脂、赖氨酸、胱氨酸、维A、维B2、维B1、铁、磷、钙，氨基酸种类齐全，多种磷脂、铁、核黄素、维生素A的含量均比鸡蛋高出两倍左右，胆固醇比鸡蛋低三分之一，是老人、儿童及孕妇的理想滋补食品，鹌鹑蛋对因食虾蟹或某些药物引致的过敏反应有抑制作用。

菜场有去壳熟鹌鹑蛋出售，买500克熟鹌鹑蛋，回家用沸水煮几分钟，凉水漂一下。倒入陶瓷煲，加红酱油、一小勺红茶叶，一片桂皮，两个茴香，一片陈皮，少量盐，加水煮半小时即可起锅装盆。茶叶鹌鹑蛋，香味扑鼻、咸鲜软糯，非常好吃。我家宝宝一开始也不喜欢吃，但经过多次重复，现在都非常爱吃，孙女淇淇孙子文文一看到"小蛋蛋"就乐不可支。

鸡毛菜炒肉丝

小孩子喜欢吃蔬菜的不多。但宝宝吃饭不能缺少叶绿素。现在鸡毛菜大量上市，我就做鸡毛菜炒肉丝，宝宝都爱吃。

鸡毛菜500克，洗净切小段，便于宝宝咀嚼吞咽，瘦肉丝100克，倒入少量黄酒和生抽，加生粉拌匀，起锅煸八分熟。

再起油锅煸炒鸡毛菜，断生后倒入肉丝同煮2分钟起锅。

清蒸鳜鱼或鲳鱼

鳜鱼和鲳鱼肉厚少刺，味道鲜美，非常适合宝宝佐餐。

鱼去内脏去鳃去肚内黑膜，洗净，用一调羹白酒和少量花椒粉遍擦鱼身内外，（这是我创造的鱼虾去腥秘诀），半小时后放入大碗，加半调羹熟猪油、一片生姜、一个葱结、一调羹蒸鱼豉油，一调羹黄酒，入蒸锅大火蒸12分钟起锅上桌。

盐水毛豆或盐水豌豆荚

买500克带壳毛豆或新鲜豌豆荚，洗净，剪去荚角，入锅加水和量盐煮十分钟，不要煮久，保持荚壳和豆粒青绿，豆熟即可。

白斩鸡或咖喱鸡

土鸡半只，洗净入锅煮熟，捞出切块，就是白斩鸡。

再深加工就是咖喱鸡。

大土豆一只，胡萝卜一根，去皮切滚刀块，加少量水放入微波炉，高火7分钟至熟备用，洋葱一只，切碎。黄油约50克，入锅中火融化，下洋葱煸炒 3 分钟到软熟，然后放入鸡块、土豆胡萝卜一起翻炒几分钟，再倒入椰浆（超市有售）半盒，放入"好时"咖喱块（选不辣的）一盒，关火，让咖喱块融化——不关火容易烧焦，10 分钟后咖喱融化，再开火翻炒 2 分钟即可起锅。

用瓷盘舀一勺饭，旁边舀上咖喱鸡，这是小朋友的最爱。

煮鸡的鸡汤可烧扁尖开洋冬瓜汤。

扁尖 2 根，洗去多余的盐，开洋十几只，加黄酒微波炉转 3 分钟，去皮西红柿一只切块，冬瓜去皮去籽切块，放入鸡汤同煮至冬瓜变透明即可上桌。

糟基围虾

活基围虾 500 克，剪去虾须洗净，白酒一调羹把虾拌匀，入蒸锅蒸 10 分钟（我的经验之一，蒸熟的虾比煮熟的虾更能保存鲜味，虾肉更 Q 弹），糟卤半瓶，加少量凉开水减咸味，放入大碗，把熟虾浸入，一小时后上桌。

"荤什锦"

土豆丁、笋丁、胡萝卜丁、鲜蘑菇丁、肉丁、豆腐干丁均切一厘米见方，再加青豌豆、虾仁，入锅加水和少量盐、生抽同煮至土豆软熟，即可起锅装碗上桌。

我家两个宝贝，大丫头今年世外幼儿园毕业，经过考试和评选，考入世外小学就读，全家都非常高兴。

姐姐和弟弟幼儿园放学回家，进厨房问爷爷："爷爷，晚上又有什么好吃的呢？"

"等着看爷爷变魔术就是了。"

我从碗里舀一调羹咖喱鸡，宝贝刚入口就欢呼："哇！太好吃了！"

"晚饭多吃点哦！"

自制消暑美味

一、冰镇糟花甲

盛夏,"赤日炎炎似火烧",人们胃口欠佳,大鱼大肉和火锅之类,纷纷避暑去了,一些冰凉适口的菜肴点心粉墨登场,这里介绍可为乘凉晚餐增添佐酒下饭的家庭自制美味。

上海人颇爱吃鲜活海贝,如海瓜子、蛏子、蛤蜊、花螺、花甲。贝类含降低血清胆固醇作用的delta7—胆固醇和24—亚甲基胆醇,它们兼有抑制胆固醇在肝脏合成和加速排泄胆固醇的独特作用,从而使体内胆固醇下降,功效比常用的降胆固醇的药物谷固醇更强。人们在食用蛤蜊和贝类食物后,常有一种清爽宜人的感觉,这对解除一些烦恼症状非常有益,中医认为,贝类有益精润脏、滋阴明目、软坚、化痰之功效。

但在盛夏,许多人看见海贝想吃却不敢买,原因很简单,一是炎夏早晨买来海贝,到晚上烹煮,海贝死多活少,死海贝难以入口,二是海贝体内有泥沙,如不洗净,鲜嫩的贝肉夹泥沙,口感极差。因此,盛夏的海鲜摊,许多海贝价格低廉但购者寥寥。花甲就是典型。"花甲"不是指老人年届六旬,而是菜场海鲜摊位常见的一种贝类,上海人惯称"花蛤",广东人叫花甲。现在的售价,每斤仅10元左右。

我向广东人学到海贝保鲜和去泥沙妙招,自己创新烹饪,做成功一道冰镇糟花甲。

早晨到海鲜摊买2斤活花甲，注意：必须是摊主养在带冰块的水中，壳口张开，露出一条吸管的。

第一步：回家后准备一只锅子，放入冷水，倒进花甲，再放一小勺盐，一小勺麻油，放进冰箱冷藏室静养2小时——这是让花甲吐净泥沙的第一招；然后取出锅子，用力摇晃几分钟，这是催吐泥沙的另一种绝招。接下来倒去水，用淘米的手法淘洗花甲到水清无沙。经过这两个步骤，花甲肉就彻底洗干净了，此法亦可用于清洗其他海贝泥沙。

第二步：把洗净的花甲放入蒸锅，大火蒸15分钟——这也是我的创新，糟花甲可用水煮，但鲜味流失一半，大火蒸熟，鲜味全部保存，此举亦可用于糟基围虾。

蒸锅开盖，所有花甲都壳口大开，露出鲜嫩的蛤肉。半小时后放凉，用筷子攮出蛤肉，放入大碗，甲壳扔进厨房"干垃圾桶"。2斤花甲肉约有一大碗。然后倒入半瓶糟卤，碗口加封保鲜膜，放入冰箱，晚餐桌上就有一碗冰镇糟花甲了。

这道自创美味，一点不带泥沙，咸鲜软腴，冰凉爽口，非常好吃。而且一学就会。

二、胡柚冰茶

家里有棵胡柚树，去年秋末硕果累累，碗口大的胡柚结了几百个，太太在犯愁：如何处理？

胡柚不像柑橘，因口感略带苦味，售价每斤一元上下，但购者寥寥。许多人不知道，现在颇受欢迎的洋水果西柚或称葡萄柚，老祖宗就是常山胡柚，是由葡萄牙人1830年从浙江常山引种到美国佛罗里达州的。

胡柚富含多种维生素和人体所需的16种氨基酸以及磷、钾、铁、钙等元素，营养价值很高。其肉质饱满，脆嫩多汁，酸甜适度，甘中微苦，鲜爽可口。并具有清凉祛火，镇咳化痰，降低血糖，润喉醒酒，养颜益寿等诸多药理功效，是老少皆宜的集营养、美容、延年益寿于一体的纯天然保健食品。

这么好的自产水果，为什么不能"深加工"做胡柚果酱呢？

胡柚洗净，切成四块，剥下果肉，把胡柚皮内的白衣用小刀削除，再把胡柚皮切小块，放入大锅沸水煮二次去除苦味，滤干水备用。

胡柚果肉挖去果核，剥掉果衣留果肉。粉碎机加蜂蜜与果肉、果皮一起打成糊状，装入大口瓶，这就是胡柚酱。放冰箱冷藏室。通常的用量是500克蜂蜜配4个胡柚。我专门买了冠生园900克大瓶蜂蜜4箱24瓶。

家里一大堆胡柚，我和阿姨花了整整4天才做完，一共60瓶，甚至烧坏了电动搅拌棒，只好再网购一根，储藏室的一个大冰柜，塞得满满的。

太太乐不可支，上班就顺手拎几瓶送同事，家里来客，伴手礼就是自制胡柚果酱。

冬天，玻璃杯舀小半杯胡柚果酱加入温水拌匀，就是一杯胡柚果茶。

现在是盛夏，冰箱取出大瓶，舀出胡柚果酱，放入冷水壶，加冷开水和冰块，就是胡柚冰茶。

家里两个小宝贝幼儿园放学，满头大汗，我把准备好的胡柚冰茶端出，姐姐和弟弟非常爱喝，还意犹未尽地说："爷爷，我的杯子里看不到冰块！"于是，每人杯中再加几块晶莹剔透的冰。

"库存食材"的创意烹饪

这次新冠肺炎肆虐已逾两个月，为了防止感染，全国老百姓都采取了居家隔离的方法，有效地阻止了病毒的疯狂扩散。

我们的下一代，例如我的儿子，可能从未经历过自然灾害、政治运动、甲肝流行，因此对这次新冠肺炎的畏惧心态和防范措施，远高于他们的长辈。儿子制定了完整的预防方案，首先禁止全家任何人外出，连我每天早晨的必修课——菜场买菜也被勒令停止。直到最近，上海除了极少数输入型病例，整个疫情已经基本缓解、公园纷纷开始迎接游客，餐厅也陆续开业，我总算又被批准可以早晨骑车买菜了。

其次，儿子一月份就网购一大堆罐头食品，单午餐肉罐头就超过一百个。还有红烧肘子、云南火腿、蜜汁烤麸、清炖牛肉、凤尾鱼、豆豉鲮鱼、油鸡枞、三文鱼酱、甜玉米粒、糖水黄桃、八宝饭、红烧牛肉等等等等，把厨房的顶橱全部塞满。

上海人嘴刁，从未听说过谁家靠罐头当主菜佐餐的，在我记忆中，只有三年自然灾害的极度匮乏时期，母亲买过清蒸猪肉罐头加卷心菜同煮，一辈子没吃过几个罐头。

面对这些罐头，我有些犯愁：如何让全家人高兴地吃？只有发挥创意搭配创新烹调了。

先动午餐肉脑筋：

其一，午餐肉切二厘米厚片，裹蛋液面包粉，开油锅炸，变成午餐肉吐司，外脆里嫩，用梅林辣酱油蘸食，味道颇佳。

其二，午餐肉切碎丁、加罐头青豆，四个鸡蛋做蛋炒饭，也很受欢迎。

其三，午餐肉一罐切片，菜场购毛肚黄喉一斤、鳝背半斤，重庆火锅底料一包，肥牛片一包、鸭血一盒，黄豆芽半斤，煮一锅"毛血旺"，晚餐上桌，竟然满堂彩。

开春了，自家菜地鸡毛菜郁郁葱葱。拔一篮鸡毛菜去根洗净，开一罐清蒸牛肉，加水煮沸下面条，再加鸡毛菜，鸡毛菜"碧绿生青"，牛肉软腴鲜香，一锅牛肉菜汤面作为午餐，基本锅底朝天。

晚餐，清蒸牛肉加鸡毛菜西红柿和甜玉米粒，一锅碧绿艳红嫩黄的青菜牛肉汤，也很受欢迎。

土豆胡萝卜切滚刀块，洋葱切碎，起油锅煸透，再下土豆胡萝卜，同煮至熟，开一罐清蒸牛肉入锅，加油、咖喱和少量盐，就是咖喱牛肉。找几只白磁盘，舀上咖喱牛肉和白饭，自制咖喱牛肉饭是家里两个小宝贝的最爱。

红烧肘子罐头很大，足有一公斤。打开放入陶瓷煲，再加入20只塑封的卤蛋和适量水同煮，一锅红烧肘子蛋就成功了。

打开宣威火腿罐头切片，厚百叶切片沸水氽过，竹笋去壳切滚刀块，加水同煮一刻钟，厚百叶春笋火腿煲就可以上桌了。

开一罐豆豉鲮鱼，用剪刀剪成小段，菜园摘十几棵油麦菜，洗净切碎起油锅煸炒，然后下豆豉鲮鱼一起翻炒2分钟起锅，这道"豆豉鲮鱼油麦菜"非常好吃。

茄子一斤，去蒂洗净切滚刀块，起油锅下蒜粒煸炒再下茄子和豆豉鲮鱼翻炒，加少量水焖煮几分钟，"豆豉鲮鱼炒茄子"也是一道佐餐下酒的佳肴。

打开油鸡枞罐头，薄百叶切丝沸水氽过，肉丝约一小碗、春笋一根切丝，先煸肉丝断生舀出，用油鸡枞罐头里的油与薄百叶、笋丝煸炒2分钟，再下肉丝同炒，这道鸡枞百叶肉丝的味道非常鲜美。

用油鸡枞炒刀豆，也很好吃。

刀豆洗净去蒂切段，去皮荸荠半斤切丁。

刀豆大油锅文火炸到皮起皱，舀出，油倒入其他碗，锅内加少量水煮沸，下刀豆、荸荠丁和油鸡枞同煮2分钟起锅，这道菜，比生煸刀豆的味道又上了一个档次。

三文鱼罐头的创新做法是：茼蒿菜一斤，洗净沸水汆20秒，取出浸入冷水保持脆爽，挤尽菜汁切碎，豆腐干一块沸水汆过，切成碎末，把三文鱼罐头里的鱼肉糜取出与茼蒿豆腐干一起拌匀，这道凉拌菜是江南传统的茼蒿拌香干的升级换代版，翠绿鲜香软腴，也是佐餐美味。

糖水黄桃加去皮苹果和生梨、香蕉、草莓和炼乳同拌，做一道水果色拉，也极受欢迎。

这次新冠肺炎，已经在全球大流行，专家非常担心输入型病例"卷土重来"，在这种背景下，家里备些库存食材，是必要的。

见到一些人因为不善烹调，熟泡面吃到怕，非常同情。

其实，只要动动脑筋，把库存食材做出花样，居家隔离一日三餐的日子照样可以过得很丰富多彩。

巧用厨房利器

从前上海人家的厨房，厨具少得可怜，砧板菜刀、铝锅铁镬、碗筷调羹、饭勺锅铲而已。

上世纪七十年代末开始改革开放，正逢家用电器大举进入市场，大部分家庭的生活条件明显改善，琳琅满目的厨房家电开始涌入厨房，第一个进入的应该是电饭煲。上世纪八十年代初，家家户户厨房都有只电饭煲，当时就是一只铝锅加电热器，机械定时器，简单煮饭烧粥，尚未进入电子化。

然后，电冰箱开始出现，八十年代中期，电冰箱都需要凭票供应，且价格不菲，一台双鹿冰箱一千多元，是普通职工近两年的收入。一些家庭主妇颇愤愤不平："冰箱？冰啥事？冰咸菜泡饭啊？"尽管嘴里唠叨，但冰箱最终走入每个家庭，而且绝不是冰咸菜泡饭了。

接着，微波炉、三明治炉、电烤箱、豆浆机、面包机、电子高压锅、电动搅拌器、电动粉碎器、洗碗机、空气炸锅、电动面条机、电饼铛、酸奶机甚至家用榨油机都一一粉墨登场。人们根据爱好或广告介绍，开始选择购买各种厨房家电。

我爱好下厨，家里厨房面积不小，许多厨房电器都买过用过，有意外惊喜也上过当，经过使用，淘汰一批，升级换代一批，功能创新一批，用得非常顺手。

先谈被淘汰者：

1. 家用榨油机： 价格不菲，两千多。这玩意最大的问题是根本不能出现在城市厨房。此机出油率约20%，也就是一斤花生出油不到100克，再傻的人都会算，一斤花生多少钱，自榨一斤花生油多少钱？然后就是榨油后的清洗，没半小时根本弄不干净，最后送给我家保姆，拿到乡下去了。

2. 电动面条机： 也是累赘，广告吹得天花乱坠，但做出的面条，下水就烂，根本不堪入口，原因很简单，手工面条好吃就在"筋道"，那是长时间手工揉面的结果。这台机器，面粉根本未揉透就挤出面条了，当然不好吃。也送阿姨带回乡下了。

再谈升级换代：

面包机： 先后用过3只，2只国产，一只松下。2只国产价格便宜，但制造商根本不懂做面包要点，做出面包犹如不成功的馒头。先后送掉。朋友介绍松下面包机，买来一试，果然不同凡响。

首先是配料要求极其精细，做法式面包，高筋面粉225克，低筋面粉25克，冷水190毫升，发酵粉3克，盐3克。都必须用电子秤称准，然后还有专用投料口，根据设定时间自动投放发酵粉，搅拌、发酵、烘烤一只面包耗时三小时。由于有13小时预约功能，今晚6点投料，明天早晨7点，一只外脆内松的法式咸面包就热气腾腾出炉了，家里的两个小宝贝最爱夹了芝士肉松吃。

功能创新：

空气炸锅： 这锅，其实就是烤箱加微波炉的复合功能。问题出在烤预先加调料浸渍的鸡翅之类，满厨房呛人油烟，只能拿到室外阳台烤，非常不方便。

但这台空气炸锅有一特点非常精彩，能够短时间烤脆食材。例如油条，买回家的油条已经软噗噗，把油条剪寸段，放入空气炸锅，设置温度160度，时间5分钟，一碗松脆喷香的油条就出锅了，配豆浆蘸酱油，一绝。

家里的花生米、小核桃、开心果、瓜子放久了变软，也是如法炮制，160度5分钟，"刮喇松脆"。

土豆250克去皮切粗条，洗净，放竹匾吹干，加一茶匙油拌匀，撒少量盐，180度烤20分钟，一大碗香脆土豆条出锅，蘸番茄酱，孩子们的最爱。

烤箱：做江南茶食"笋豆"。"鱼蟹瓜蔬笋豆香，溪藤一斗小方方。校量总是寒风味，除却江南无此乡。"这是明朝江南名士徐文长谈及笋豆的诗句，笋豆是江南一带特有的茶食。

现在毛笋上市，一斤3元，买一只大毛笋10元，2斤大黄豆10元。

黄豆洗净放入大锅，毛笋去壳，切一厘米见方三厘米小条与黄豆拌匀，加红酱油、白糖、桂皮2片、茴香3颗、陈皮一块，再加水，大火煮沸撇沫，转小火焖煮2小时到黄豆酥软，倒入炒菜锅翻炒至汤汁收干，再放入烤箱铁盘，150度烤一小时。然后取出倒入竹匾，上遮纱布防苍蝇叮，晒一天，笋豆就做成了。呈深酱黄色。闻之香，嚼之鲜；甜中带咸，口感清爽；笋嫩豆韧，是一味极有风味的江南小吃。这种笋豆，佐龙井新茶真是绝配。装瓶放入冰箱冷藏室，笋豆一直能吃到过年。

毛豆馅水饺

一

毛豆是江南人最爱的夏季蔬菜。

三伏天,雪菜毛豆、萧山萝卜干炒毛豆、糟卤毛豆荚、盐水毛豆、酱瓜生姜炒毛豆、毛豆烧咸鱼丁,无论过粥下饭佐酒都是上海家家户户常见的脍炙人口美味。

从前,家里小孩最怕的就是给妈妈抓住剥毛豆。妈妈递来一小篮毛豆,以不容置辩的口气要求:"剥毛豆!"剥一斤毛豆至少一小时,只好眼巴巴地看着小伙伴抓知了玩"金乌虫"(一种漂亮的金色甲虫,抓到后用棉线系住金乌虫头颈,然后放飞,金乌虫被线缠住,只能绕线做圆周飞行,飞一阵子,把金乌虫放上西瓜皮,可以养几天,这是男孩子的最爱。)

现在已入伏,大量毛豆上市。近几年聪明的中国人发明了剥毛豆机,单人床大小,一米五高低,30度倾斜,上面是一张钢丝网,电力驱动,把地上一大堆带壳毛豆用铁锹一锹锹铲上毛豆机,壳与豆立刻分离,毛豆落进毛豆机下的大盆,豆壳留在毛豆机钢丝网上,十几分钟,大盆的毛豆就满了。摊主们边铲边卖,一斤毛豆仁,仅售四五元。这真是解放家务劳动的利器,厨房手剥毛豆已经成为历史矣,现在,有几个小孩会剥毛豆？

我家餐桌上，毛豆几乎天天见，雪菜毛豆、酱瓜生姜毛豆是早餐的必备项目，孙子文文最近喜欢用"缩略语"，给他舀上一碗绿豆米仁粥，他会提醒我："爷爷，mao。"我心领神会，一调羹雪菜毛豆舀入粥内，小家伙大口吃着，"真美味"。

二

这几天家里白菜肉馅饺子吃完了，阿姨提醒我，做一批芹菜肉馅水饺。

早晨跑遍七宝农贸市场，一棵芹菜未见。

经过毛豆摊，碧绿鲜嫩的毛豆引起我美食创新思路，干嘛不尝试毛豆水饺？

16元买4斤去壳毛豆，25元一斤的腿肉4斤搅肉糜，再买2颗娃娃菜6元，一斤鲜蘑菇7元，7斤饺子皮20元，回来就开始尝试毛豆水饺。

由于毛豆仁不煮熟豆腥味很重，我让阿姨把毛豆洗净，漂去豆衣，放入蒸锅，大火蒸20分钟，取出尝之，豆腥味全除，毛豆依旧"碧绿生青"很脆。

然后搅肉糜：黄酒3调羹，红酱油3调羹，3只蛋去壳打匀倒入肉馅，再加适量盐、约100克麻油，用打蛋器的搅棒搅肉馅到"起劲"。

阿姨把毛豆和蘑菇放砧板剁成碎末，再把娃娃菜洗净加盐剁成碎末，挤干水分，一起倒入肉馅，用勺子拌匀，鲜肉毛豆馅就成功了。

先包几只煮熟尝咸淡，觉得偏淡，再加适量盐，然后阿姨就开始包了。7斤饺子皮可包300多只水饺，网购的水饺盒可层叠堆放，约7盒，放入冰箱冷冻室，随时可以取食。

中午就吃毛豆馅水饺。太太和司机小陈赞口不绝："比白菜馅芹菜馅更好吃，毛豆独有的清香和鲜脆的口感，别具一格。"

我又要阿姨做生煎毛豆锅贴，把生水饺放入平底不粘锅，加一碗水，小半碗食油，盖上锅盖，煤气灶开大火，由于水比油重，锅底的水先沸腾，把水饺煮熟，水煮干，油开始煎饺，这时把煤气转小火，煎几分钟，煎到饺子皮焦黄即可起锅装盆上桌，用辣酱油或香醋蘸食，又香又脆，美味至极。

这也是我的创新，而且，冰箱拿出的速冻水饺，亦可如法炮制，比把饺子馄饨煮熟再油煎，不仅外形美观，而且更方便。

一款创新时鲜美食一次成功！

做毛豆水饺的成功关键是毛豆必须蒸熟，因为下饺子的这点时间不可能让毛豆馅变熟。

为什么不直接用水煮熟毛豆？

水煮毛豆留下的汤汁，不能拌馅，会使馅料太稀，包不成饺子。

用蒸锅蒸熟，既能保持毛豆的原汁原味和维生素，又保持了馅料的"坚挺"，包出的饺子好看又好吃。

变寻常食材为经典美味

改革开放四十多年,短缺经济早已成为久远的回忆。现在,再也没人会点着肉票鱼票蛋票到菜场买四两猪肉三只鸡蛋一条带鱼了。

面对琳琅满目眼花缭乱的菜场,主妇煮夫们都在犯愁,"买啥好呢?都吃厌了。"

确实如此。小时候正逢三年自然灾害,老妈攒下全家一个月的肉票,烧了一砂锅红烧肉,全家人闻到肉香都垂涎欲滴,终于熬到吃晚饭,老妈对我们几个孩子反复叮咛:"红烧肉一碗饭一块!"

现在,谁家会对孩子实施"一碗饭一块红烧肉"政策?妈妈们往往往宝贝碗里搛红烧肉时,会把肥肉夹掉,但孩子还是不屑一顾。

我家同样如此。三代六人,每天骑车买菜的路上,都要绞尽脑汁构思一些让他们眼睛一亮的"好小菜",这种"好小菜"其实都是普通寻常食材,换种加工方式、换种搭配组合、换种烹调方式,但效果往往出人意料。

一、盐水鸭腿

家禽摊的冻鸭腿基本上不会进入我的采购菜单,因为不管红烧白斩,往往一顿饭吃完还是满满一碗鸭腿留在餐桌上。

突发奇想,能否用冻鸭腿做盐水鸭?盐水鸭还是满受欢迎的。

三只冻鸭腿近 3 斤仅 20 元。鸭腿自然解冻，先炒花椒盐——盐一斤，花椒 50 克，放铁锅先大火后文火慢炒到盐呈淡黄色，满厨房椒香。

解冻鸭腿用白酒涂抹后再擦花椒盐，三只鸭腿至少擦 100 克，鸭腿放容器中，用卵石（或重物）压，能够使花椒盐渗透鸭肉，腌三小时。

鸭腿冲去花椒，放锅内，加水浸没鸭腿，大火煮沸，撇去浮沫转小火煮 20 分钟，筷子能够戳穿鸭腿即可，这样有嚼劲，盐水鸭腿不能煮太熟烂。

待鸭腿放凉，斩块装盆上桌。效果非常出人意料，一大碗全部干掉。

儿子连吃 5 块问道："老爸，是金陵盐水鸭吗？"

"是杨氏盐水鸭腿，本人独创的。"

这种加工方法，可以推而广之：冻鸡、冻鸭、冻鹅都可如法炮制，但炒花椒盐是前提。

二、开洋葱油拌面

在饭店吃过几次葱油拌面，但总觉得不正宗不好吃，葱碧绿根本没有炸透，完全没有葱油拌面的神韵。还是自己来吧。

农贸市场的葱非常便宜，3 元一斤。买 2 斤。

网购开洋，30 元半斤一罐。

葱去根去黄叶，洗净切寸段。

开洋半罐，用水冲一下，放碗里倒入黄酒盖没开洋，碗加盖，放微波炉大火转 5 分钟，黄酒去腥使开洋软熟。

炒菜锅下至少 500 克油，煤气开大火，油冒烟，下葱段煸炒 5 分钟，然后转小火慢慢"熬"，再过 20 分钟，葱段颜色由翠绿转墨绿，放入开洋同炒。

一直炒到葱段颜色变成深墨绿近黑色，关火。这时，满厨房洋溢葱油开洋的焦香味。

开洋葱油放凉，装瓶。

细面 500 克，沸水下锅，煮开后加一碗冷水，再次煮开，用漏勺把面沥去水分后舀入空锅,加开洋葱油和六月鲜酱油把面拌透,再装碗上桌。

这碗葱油拌面,葱香扑鼻,加了开洋更是锦上添花,鲜香软腴,真正老上海赞口不绝,因为外面根本吃不到。

三、烤土豆培根片

网购整块培根,65元一公斤,简直便宜到家了。

土豆一只去皮切薄片,约3厘米见方,浸入清水洗净沥干水分。

培根一块约100克,切薄片放平底锅文火温油炸透。

土豆片先放入烤盘,入烤箱200度烤20分钟,再把培根片与土豆片拌匀,撒一些胡椒粉,烤15分钟。取出装碗。

土豆培根片又香又脆,是小朋友的最爱。

让美食增色

鸡爪是菜场最常见食材，非常便宜，一斤16元。

多数人家买了做泡脚凤爪：鸡爪剪去指甲，开水煮熟，沥去水分，放凉后倒入糟卤，再拌入十几只泡椒即可装盆上桌。

这道菜烹制非常方便，咸鲜耐嚼，佐餐下酒均宜，唯一缺点，色泽寡淡偏白，不好看。

美食通常由色香味形四要素构成，其中"色"是第一要素。

中餐烹调，许多菜需要保持自身的色彩，例如炒青菜，如果上桌一盘软噗噗黄蜡腊的青菜，或者上一盆白逼逼的熏鱼，红烧肉油爆虾不是艳红油亮，那一定是从未下过厨的新手习作，不上台面的。如何掌握油温和翻炒上色技巧，是厨师的基本功。

一些中餐菜肴需要增色，按照中华烹饪的悠久传统，绝不会使用苏丹红柠檬黄等食用化学添加剂，中国人都习惯用天然食材和天然调味品，例如盐、酱油、黄酒、香醋、红糖、豆瓣酱、甜面酱、咖喱粉、红曲、陈皮甚至鲜艾草。

饭店餐馆的凤爪，色泽金黄，上桌就诱人食欲，秘诀是什么？

最近请教资深大厨，他透露了凤爪增色秘诀："栀子"，并亲手演示一遍。本人豁然开朗，回家就动手操作，一次成功。

这里要讲到栀子了。

栀子是茜草科植物栀子的果实，含番红花色素苷基，常用中药。属国家卫生部颁布的第1批药食两用资源，具有护肝、利胆、降压、镇静、止血、消肿等作用。在中医临床常用于治疗扭挫伤、高血压、糖尿病、黄疸型肝炎等症。

《本草经疏》："栀子，清少阴之热，则五内邪气自去，胃中热气亦除。面赤酒疱齇鼻者，肺热之候也，肺主清肃，酒热客之，即见是证，于开窍之所延及于面也，肺得苦寒之气，则酒热自除而面鼻赤色皆退矣。其主赤白癞疮疡者，即诸痛痒疮疡皆属心火之谓。疗目赤热痛，及胸、心、大小肠大热，心中烦闷者，总除心、肺二经之火热也。此药味苦气寒，泻一切有余之火，故能主如上诸证。"

栀子泡汁，色泽金黄，可作黄色染料，而且可以直接为食材上色。栀子黄色素主要成分是类胡萝卜素类的藏花素和藏花酸，藏花素和藏花酸是少有的水溶性类胡萝卜素。

大厨告诉我，用栀子汁上色，做一道"盐焗凤爪"好看又好吃。具体操作步骤如下：

到中药店或网购半斤栀子，约7元。

南货店买一盒盐焗鸡调料，内装5袋，每次用一袋。

菜场购一斤鸡爪，回来洗净、剪去脚爪指甲，锅里放水，倒入鸡爪，大火煮10分钟，冷水冲一下放入容器。

5克盐，一袋盐焗鸡调料倒入容器，把鸡爪拌匀，然后放入冰箱冷藏室腌制3小时。

取七八颗栀子，放砧板上用刀背拍散，放入容器，倒入约200毫升沸水，很快汁水就变黄了。

然后用滤网滤去栀子碎屑，把腌好的鸡爪倒入栀子汁拌匀。10分钟后再上下翻一次，使上色均匀。这时鸡爪已经呈现漂亮的金黄色了。

把上色的鸡爪放入大碗，蒸锅蒸20分钟出锅上桌，盐焗凤爪就做成了。

友情提示：栀子泡水，不宜多，一斤鸡爪七八颗栀子足够，多了容易发苦。

这道盐焗凤爪，色泽金黄、咸鲜入味、全家老小都觉得非常好吃。

盐焗凤爪一次成功，我开始发散性思维了，盐焗鸡也可以用栀子汁上色啊。嫩草鸡一只约 2 斤，剪去鸡爪指甲、鸡头和鸡屁股。放容器内，加一包盐焗鸡调料、10 克盐和少量白酒拌匀，放冰箱冷藏室腌制 3 小时。

栀子七八颗，敲碎后倒入 200 克沸水，制作上色汁。

鸡取出，用滤去渣滓的栀子汁遍涂鸡身，放置 10 分钟后再涂第二次，等鸡身均匀地呈金黄色，即可装碗入蒸锅大火蒸 20 分钟再出锅，放凉改刀切块装盆上桌。

这道盐焗鸡，颇具从前正宗三黄鸡的色味，皮黄肉嫩、咸鲜入味，很好吃哦。

自制美味酱核桃

五零后六零后七零后的人们,都有个共同记忆:他们的童年正逢短缺经济时期,所有好吃的东西:肉蛋鱼虾以及各种糖果饼干、面包糕点、坚果都凭票供应,有的还必须等到过年才能吃到,如瓜子、花生、核桃、松子、蜜枣之类。

春节凭票供应还分大户小户,五口之家算大户,四口之家算小户,大户如果是两斤花生,小户只有一斤。当时的母亲们,为了过年待客,对孩子也是"限量配给":带壳花生(长生果)最多一把,小核桃两三颗,水果糖几粒而已。真真馋坏了一代人。

记得小时候从来没有"过瘾"地吃过一次长生果。六六年大串联跑到长沙,发现那里的食品店花生米一角一包不凭票,立即买了5包,狼吞虎咽一口气吃光。

家里的大核桃,母亲放在石灰坛里,这是一种直径二尺的蓝釉带盖小口坛子,坛底铺一层生石灰吸潮,里面放包好的开洋香菇核桃芝麻花生米冰糖,这样储存,能够防虫防霉防"蒿",当年上海人家都有。

老人小孩生病没有胃口,母亲会从石灰坛里取出核桃,敲壳取核桃仁,做酱核桃佐粥,那种脆香咸甜的口感,堪称天下第一美味。

改革开放迄今四十多年,国家生产力得到巨大发展,农村多种经营已成为常态,土特产供应琳琅满目,短缺经济时代的凭票供应已成为中老年人久远的回忆矣。

入秋以后，核桃大批上市，食品店里除了带壳核桃，去壳核桃仁随处可见，约二十多元一斤。

中国是世界上核桃原产地之一，全球核桃生产第一大国。

核桃营养价值丰富，有"万岁子""长寿果""养生之宝"美誉。

核桃味甘、性温，入肾、肺、大肠经。可补肾、固精强腰、温肺定喘、润肠通便。

核桃具有多方面食疗功效：

1. 核桃仁含有较多的蛋白质及人体营养必需的不饱和脂肪酸，这些成分皆为大脑组织细胞代谢的重要物质，能滋养脑细胞，增强脑功能；破血祛瘀：用于血滞经闭、血瘀腹痛、蓄血发狂、跌打瘀伤等病症。

2. 核桃仁有防止动脉硬化，降低胆固醇的作用；此外，核桃还可用于治疗非胰岛素依赖型糖尿病；核桃对癌症患者还有镇痛，提升白细胞及保护肝脏等作用；润燥滑肠：用于肠燥便秘的大便难解。本品苦泄散瘀，入肝经血分，有较强的活血调经、祛瘀生新之功，适于血分瘀滞较重者。此外，兼有润肠、止咳之功。

3. 核桃仁含有的大量维生素E，经常食用有润肌肤、乌须发的作用，可以令皮肤滋润光滑，富于弹性；

4. 当感到疲劳时，嚼些核桃仁，有缓解疲劳和压力的作用。

我发现，市场上核桃销路一般，原因很简单，因为生吃或小火炒核桃仁，口感微涩，许多人不知道如何把核桃仁加工成为美味。

这里介绍"酱核桃"的做法，这是我家几代传承的"秘技"。

购新上市的核桃仁500克。首先看外观，新鲜微黄，再拿一块尝味，微甘带涩，如果颜色暗淡有"蒿味"，那是陈年货，就不买。

核桃仁水洗沥干。放入烤箱160度烤半小时，使之熟脆。没有烤箱，可放入铁锅微火炒熟。

铁锅放150克水，3调羹红酱油、3调羹白糖，大火煮沸翻炒使汁呈酱色，再倒入炒熟的核桃仁，改微火翻炒约20分钟，等酱汁收干，核桃仁呈现漂亮的酱色，即可起锅装入大口瓶，放冰箱冷藏室，保质期至少一个月。放凉后舀出装小碗上桌。

当年母亲做酱核桃更考究,核桃仁炒熟后,她用竹签非常仔细地剔去核桃仁外皮再炒制酱核桃,她说这样能去除桃仁的涩味。但极费功夫,一斤桃仁去衣,至少二小时。

为此,我专门做了对比实验,一斤桃仁煮熟后让阿姨去皮,一斤桃仁不去皮,分两次炒酱核桃,然后请太太儿孙们"盲评",结论是没有区别。所以,做酱核桃无需去皮,可以省很多功夫。

经过加工的酱核桃,涩味全消,酱香浓郁、咸甜酥脆,口感绝佳,佐粥下酒均宜,还能够当零食,大人小孩都喜欢,堪称食疗佳品。

巧吃蚕豆

蚕豆是江南一带最常见的豆类蔬菜，一开春，蚕豆就上市了。

蚕豆营养丰富，蛋白质含量平均为30%，是食用豆类中仅次于大豆的高蛋白作物，被认为是植物蛋白的重要来源。

蚕豆蛋白中氨基酸种类齐全，8种必需氨基酸中，除蛋氨酸和色氨酸含量稍低外，其余6种含量均高，尤以赖氨酸含量丰富。

蚕豆具有很好的食疗功效，能够健脾开胃。蚕豆入脾经和胃经，对于食欲不振、腹痛、腹胀、积食、消化不良的人，适当吃蚕豆，通过滋补脾经和胃经而有很好的健脾开胃的功能。其次能够利水消肿，对于尿少、排便不利的人，适当食用蚕豆可以很好的通利小便，促进过多液体的排出，有非常明显的消肿功效。

刚上市的蚕豆，豆荚翠绿，剥出的嫩蚕豆，碧绿生青，几乎可以挤出豆汁。

嫩蚕豆起油锅快炒片刻，即可盛出上桌，是江南人最常见的时令菜。

嫩蚕豆有更讲究的几种吃法：

莴笋叶炒蚕豆

嫩莴笋叶十几片，去茎留叶---莴笋叶上的茎，口感有点苦涩。去掉茎的莴笋叶，洗净切碎。

蚕豆1500克，剥壳留豆，约500克嫩蚕豆。洗净，起油锅，油沸后嫩蚕豆与切碎的莴笋叶同时下锅，加适量盐和白糖翻炒几分钟，即可起锅装盆上桌。这道菜，比清炒蚕豆增加了莴笋叶的清香，鲜甜爽口，非常好吃。

蚕豆菜饭

去壳嫩蚕豆600克，肥瘦相间的咸肉200克，去茎莴笋叶1000克，大米500克。

蚕豆洗净、莴笋叶去茎洗净切碎，咸肉切小丁放温水里浸半小时减去咸味，大米提前半小时淘洗干净。

熟猪油100克，下炒菜锅开大火，油热后下咸肉丁煸炒一分钟，再下蚕豆和莴笋叶煸炒3分钟，然后倒入大米一起翻炒一分钟，加开水至与锅内食材齐平，再翻炒一下，舀少量汤汁尝一下"咸淡"，偏淡就加适量盐，再盖上锅盖，开大火几分钟，等锅内汁水收干，转小火烘焙约半小时，一锅美味的蚕豆莴笋叶咸肉"咸酸饭"就成功了。

用炒菜锅烧菜饭，口感远胜于用电饭煲，微火烘焙后舀出菜饭，锅底会留一层焦黄的锅巴——上海话叫"饭糍"，焦脆咸香，极受欢迎。

到四五月份，蚕豆开始变老，价格也直线下降，通常10元可买五六斤。

这时，又有新的吃法了。

葱油剪刀豆

去壳老蚕豆的顶部往往有一条黑茎，这种蚕豆如果清炒，口感生硬，嫩蚕豆的风味全消。

有非常简单的处理方法，这是外婆几十年前教我的。拿把剪刀，在蚕豆中心部位纵向剪一刀，大约剪半粒蚕豆的位置。

准备一把香葱，去根洗净切碎。油锅热后先下适量盐和香葱煸炒半分钟，再下蚕豆一起煸炒3分钟，蚕豆煸透后倒少量黄酒添香，再加半杯开水，盖上锅盖，闷烧约十分钟，等汤汁基本收干，即可起锅装盆。

葱油剪刀豆，增加了葱香，蚕豆非常粉糯，与生煸嫩蚕豆相比是完全不同的风味，也是一道别具风格的美味，松江人把这种吃法叫"剪刀豆"。

油氽嫩豆板

老蚕豆再剥去外皮，就是嫩豆板。

剥豆板很烦很慢，完全手剥，一小时剥不出500克，很多人望而生畏。

我想了一个办法，用小刀在砧板上把蚕豆对剖切开，再剥外皮，速度提高好几倍，半小时可以剥出2斤豆板。

豆板洗净，锅内放半斤食油，油热后用中火下豆板油氽约十分钟，即可起锅，豆板放凉后又脆又香，蘸甜面酱吃，佐餐下酒绝配。

咸菜豆板酥

嫩豆板400克，雪里蕻咸菜100克。

豆板洗净放锅内，加水煮十分钟至豆板软熟。

舀出豆板放入搅拌器打成糊状。

雪菜洗净切碎，先下油锅煸炒2分钟，再下打成糊状的豆板一起翻炒几分钟即可起锅装盆。放凉后这道雪菜豆板酥呈墨绿翠绿相间的糕状，用调羹舀食，是江南的一道名菜。

从前的豆板酥，因为没有粉碎机，豆板呈颗粒状，"品相"远不如用粉碎机加工的嫩豆板。

嫩豆板炒香肠

豆板400克，广式香肠一根。

香肠洗净切薄片。

起油锅下香肠煸炒一分钟，再下嫩豆板一起翻炒一分钟，加少量水，焖煮3分钟即可起锅。这道菜，香肠的艳红与豆板的翠绿色彩搭配甚美，口感也咸甜融合，是一道春天的美味。

不用香肠，用火腿丁，这道菜更升级换代。

收干汤汁：普通食材做出美味的诀窍

中国家庭的餐饮，绝大部分以居家烹饪为主，很少有全家天天上饭店、家里不开伙的家庭。进入网络时代，外卖送餐成为一种新的时尚，但天天靠吃外卖度日的人家，也并不多见。

我孙子文文的幼儿园同学南南，父母都是外企高管，非常繁忙。

因为我们两家是邻居，两个小朋友情同手足，前几天幼儿园放学儿媳去接文文，顺便把南南带回家，来我家吃晚饭。

菜都是我买和烧的，老规矩六菜一汤：脚圈香菇黑木耳炖鹌鹑蛋、干烧真鲷、醉麸虾、凉拌芦笋松仁、蒜蓉米苋、芹菜香干、扁尖番茄冬瓜汤。

南南食欲绝佳，儿媳用脚圈炖毛豆的浓郁汤汁舀入南南饭碗，拌一下，再舀一勺炖烂的带皮脚圈和鹌鹑蛋给南南，小家伙风卷残云，几口吃光，拿了饭碗奔进厨房："阿姨，我还要饭。"

儿媳在南南的餐盘里搛入干烧真鲷、醉麸虾、芦笋松仁、芹菜香干，汤碗里舀上扁尖冬瓜汤，小家伙也是来者不拒，连菜带饭吃光，再次跑进厨房："阿姨，给我舀饭。"

南南经常来我家，有点挑食，这次胃口怎么如此之好？

儿媳笑道："南南家保姆乡下造房子辞职回家，外婆带了2岁小妹妹回老家几天。爸爸妈妈叫了八天外卖，小朋友吃伤忒了。"

显然，天天吃外卖，连小朋友都无法忍受。

美食家梁实秋八十多年前有句名言："最难吃的是宾馆菜，次难吃的是饭店菜，最好吃的是姨太太做的菜。"我认为，第三点已经不合时宜，可改为"自己做的菜。"

很多人应未得烹饪要领，总觉得自己烧菜不好吃。其实，只要精心钻研、多学多看勤问，努力实践，居家烹饪照样能烧出美味。

例如，饭店的红烧肉，色泽艳红、肉香扑鼻，软糯肥腴，是许多人的最爱。

但家里自己做红烧肉，始终难以达到这种层次，原因何在？

主要是未得烹饪要领。

经过多年研究，我逐渐把红烧肉提升到新的层面，吃过的朋友赞不绝口。

首先，选材。到肉摊挑选 1000 克带皮五花肉，必须肥瘦相间、红白层次分明，买时把摊主切好放案板的五花肉翻个身看一下，大部分摊主把五花肉肥肉少的一面朝上，看上去肥瘦合适，但翻过来看，往往肥肉极厚，买这种肉红烧，太油。

第二，余去血沫。五花肉切块，放入沸水锅，倒 2 调羹白酒，一小勺花椒，水沸后连锅放入水槽，凉水冲洗，并用手搓去粘在肉上的浮沫，放入钢丝淘箩冲洗干净。经过这道程序，烧出的肉就不带肉腥气肉夹气。

第三，起油锅煸炒。这道程序，会使红烧肉更香。舀入 3 调羹熟猪油，煤气开大火，油热后倒入五花肉翻炒，一直炒到五花肉略呈焦黄，关火，用漏勺沥去余油————不沥余油直接红烧，太油难以入口。

煤气再开大火，倒入六月鲜老抽 4 调羹、黄酒 150 毫升，适量水，煮开后倒入陶瓷煲，开小火焖烧 1 小时，至肉皮软熟，用勺子仔细撇去厚厚的一层浮油。

第四，最重要的环节：收干汤汁。把五花肉连汤汁一起倒入炒菜锅，加 2 调羹白糖（更讲究一些，可放入块状黑糖），加糖的目的，首先是调味，其次就是增色。煤气先开大火再转中小火，不停翻炒约 20

分钟，至汤汁收干，即可起锅装盆上桌。

家里的红烧肉，通常缺少煸炒和收干两步，因此色泽欠浓郁、汤汁太多，品相欠佳。

我发现，收干汤汁这一步，可推而广之运用到霉干菜焖肉、红烧牛肉、红烧羊肉、红烧蹄髈、糖醋排骨、红烧鱼等多种菜肴，掌握得当，绝对能够使居家烹饪的菜肴升级换代。自己烧得一手好菜，还会叫外卖吗？

今年春节年夜饭，儿子网购一道广东名菜鲍汁海参一品锅，味道确实不错，但一问价格，把我吓了一跳，980元！这点钱可以开两桌年夜饭了。

举办家宴的经验

据说，宴客的最高规格是家宴。

作家孙树棻曾在他的回忆录里谈及，从前上海的大户人家，都有自己的厨师甚至点心师，都是在家宴客，在饭店请客，会认为很没面子。

我也经常举办家宴，但绝非"大户人家"，也雇不起厨师，平时下厨或在家请客，自己就是厨师。原因很简单，多年历练自己掌握了三脚猫厨艺，从食材采购到下厨烹饪，都亲力亲为，一来可以展示厨艺，做几道饭店餐馆不屑做的或颇费时间的佳肴，让大家眼睛一亮大快朵颐，二来非常省钱，我家附近是七宝农贸市场，菜价非常便宜，几百块一桌菜，又便宜又丰盛，在大家的赞叹声中陶醉一番。

算下来，每年家里六个人生日，六次生日宴，春节五一国庆中秋除了家人还有亲朋好友，四次，自己的老友、儿子媳妇的朋友、孙子孙女的同学家长、太太的同事朋友至少十来次，加起来一年有二十多次。

生日宴比较简单，通常是爆鱼面或龙虾面，再加七八个冷盆热炒，蛋糕有时是儿媳和孙女孙子自己制作水果奶油蛋糕或栗子蛋糕，一家人围桌而坐，其乐融融。

朋友聚会就要动一番脑筋设计菜单，通常是老友新菜、新友老菜。

我专备笔记本，把宴客菜单尽数罗列，这样可以避免重复。

每次请客，我要提前一天准备。先在手机备忘录上拟定菜单，然后再拟食材采购清单，按照清单购买，买好一种备忘录删除一种，就不会遗漏或重复购买。

一些耗时较多的菜肴如红焖牛尾、火腿鸡汤、霉干菜焖肉、老卤蹄髈、糟白肚、九转肥肠等等，提前一天购妥，让保姆仔细洗净，沸水氽去血沫，再炖煮至八分熟，冷后放冰箱冷藏室，第二天再深加工。

其他的冷盆热炒，可以在宴客当天清晨采购，让阿姨一样样洗切装入不锈钢菜盆，待亲友到，先陪他们喝茶聊天，间或到厨房看看炖煮菜肴的火候，就餐前一小时正式下厨，十几个菜很快上桌。

暑假即将结束，前几天儿子媳妇邀请孙女的同学和爸爸妈妈来家聚餐，5户人家十几个人，我根据年轻人和小朋友的爱好，拟了如下菜单：糟毛豆、糟鸭肫、盐焗猪肝、海蜇黄瓜丝、文旦双松、香辣小龙虾、炸猪排、香菇黑木耳栗子炖猪脚、油焖茭白、青椒荷包蛋、雪菜大汤黄鱼、罗宋汤。主食是鸡枞菌开洋拌面。还有一道百合绿豆汤。

天刚亮就骑车去农贸市场，活清水小龙虾10斤（320元）、毛豆2斤（5元）、猪排15块（35元）、文旦一只（10元）、猪脚3只（40元）切块、去壳栗子一斤（20元）、鸭肫一包2斤（30元）、猪肝一片2斤（15元）、茭白6根（8元）、切面3斤（10元）、香菇一斤（10元）、红肠一根（15元）、卷心菜一棵（2元）。

黄鱼是太太从舟山网购的，又大又新鲜，青椒自己菜地里摘的，福建肉松和松子、黄瓜、海蜇、黑木耳、雪菜、糟卤家里有。

回到家就与阿姨开始洗切烧。

阿姨把小龙虾放大盆里用尼龙板刷一只只摘去虾尾同时带出虾肠，刷洗冲净，我起大油锅分四次把龙虾爆透，再把小龙虾放入大蒸锅，倒入半瓶红酒、半斤红烧酱油、桂皮、茴香、花椒、小米椒、菜园摘新鲜迷迭香一小把、黑胡椒颗粒和水，大火煮沸，撇去浮沫，煮15分钟即成。

毛豆洗净剪角煮熟，放凉后倒入一瓶糟卤，鸭胗解冻，锅内加水、白酒花椒煮沸，再倒出洗净，再下锅煮熟切片装碗，倒入糟卤。

罗宋汤的汤汁是昨天用2斤牛腩炖的，再炒一小碗黄油面粉做油面酱，加入土豆卷心菜胡萝卜红肠，最后用油面酱勾芡，一大锅罗宋汤做好了。这是孩子们的最爱。

切块猪脚氽去血沫洗净，放入陶瓷煲，加香菇栗子黑木耳和半瓶黄酒、红烧酱油一起炖二小时，即可上桌。

大黄鱼去鳞鳃内脏，洗净，用白酒一调羹和少量花椒粉涂遍鱼身内外，雪菜下锅煸炒后直接下大黄鱼，加水、生姜片煮沸即成。

猪排用带刺肉锤拍松，浸入加盐和少量酱油、红酒的蛋液浸透，再放入面包糠盘子里沾满面包糠，起油锅炸熟，去骨切成二指宽条状，装盆上桌，同时上辣酱油。

主食鸡枞菌开洋葱油拌面是一种创新，由于加了瓶装油鸡枞和开洋，味道比葱油拌面升级几个档次，一大盆须臾而净。

客人较多，分二桌，大人在花园凉亭，孩子们在客厅餐桌，都吃得非常开心。

这顿家宴，总耗资约七百多元，如果上饭店宴客，20人两桌，没有四千元是不够的。

荼饌美味

虎年春节即将来临。许多人在慨叹,现在过年,年味越来越淡了。

为何年味淡了?我一直在思考这个问题。其实原因很简单。因为对中国人而言,春节就是美食节。尤其在短缺经济年代,食油白糖、花生瓜子、肉蛋禽鱼虾蟹全部凭票供应,改革开放以前的数十年,上海市民每人每月半斤油、一斤肉,半斤蛋,要吃整整一个月,这点食材放到现在,一顿可以吃光。

到春节,增加了供应量,但分小户大户,4人家庭算小户,五人以上算大户,插队的支内的上海人,户口迁出,没有供应份额。所以,一到除夕,家家户户奏响锅盆碗瓢交响曲,弄堂里弥漫着诱人的香味,加上爆竹轰鸣,小孩子穿着新衣服,口袋里鼓鼓囊囊地塞满长生果、小核桃、拷扁橄榄,人人脸上喜气洋洋,天黑开吃年夜饭,合家团聚,满桌美味,大饱口福。

这就是年味。

改革开放四十年,中国发生了翻天覆地的变化,经济发展日新月异,老百姓收入也大幅度提高,短缺经济时代的票证也已经成为中老年人久远的回忆。现在到菜场、超市或网购,可以买到任何想吃的东西,平时的饮食,已经超过当年的年夜饭水准,从这个角度看,年味确实越来越淡了。如果年夜饭端上红烧肉白斩鸡走油蹄髈,相信很少有人会食指大动的。

菜肴创新已经成为过年甚至日常烹饪的新课题了。

为了"迎合"一家人越来越挑剔的味觉和胃口，我一直在挖空心思创作新品菜肴，最近又独辟蹊径，把茶叶作为调味品，烹饪几道佳肴，竟然一次成功，经过多次让亲朋好友试味，均获好评，特介绍如下：

一、龙井椒盐虾

活基围虾500克。龙井茶叶3克，花椒、盐、黄酒适量。

基围虾洗净，剪去须尾，用牙签从背部挑去黑肠。

泡一杯龙井茶（约200毫升）。10分钟后把茶汁倒入大碗，茶叶挤尽茶汁备用。

起油锅，下油300毫升，油热后下基围虾和龙井茶叶一起炸，炸到虾壳变红，茶叶变脆，用漏勺舀出虾和茶叶，放凉，再烧热油锅，炸第二次——这是让虾外脆里嫩的重要步骤。

然后把油倒入容器，刷锅。

煤气开大火，倒入茶汁和小半勺花椒、适量盐，倒入虾，不断翻炒到汤汁收干，起锅装盆上桌。

这道龙井椒盐虾，用茶汁当水，椒盐虾带浓郁的龙井清香，茶叶很松脆，一起吃别具风味，非常值得一试。

友情提示，如果不用龙井，用毛峰或其他绿茶亦可。

二、普洱陈皮鸭掌

普洱茶叶5克，鸭掌500克，新会陈皮4片、桂皮茴香适量、老抽黄酒白糖适量。

鸭掌洗净剪去指甲，放锅内沸水氽去血水，再洗净，放入陶瓷煲。

陶瓷煲内加普洱茶叶5克、老抽50毫升、洗净陈皮4片、桂皮茴香适量，黄酒50毫升，再加水与鸭掌齐平。先大火煮沸，转小火焖煮1小时，等鸭掌烂熟脱骨，即可盛出装盆上桌。这道普洱陈皮鸭掌，普洱的幽香浓郁、新会陈皮口味的甘香醇陈，为软烂鲜腴的鸭掌增添了非常独特的口感，佐餐下酒均宜。

二、茶香烤鱿鱼

乌龙茶叶3克，鲜鱿鱼3只约750克。老抽、烤肉酱（超市有售）、白糖、黄酒、茴香、桂皮适量。

鱿鱼剪开，剪去牙齿和眼珠，洗净，放入容器，倒入一调羹白酒，抓揉一下去腥。

三克乌龙茶泡半杯。把茶汁连茶叶倒入容器，加老抽、烤肉酱、桂皮茴香黄酒，试咸淡后放入鱿鱼浸泡一小时。

取出鱿鱼，烤箱铁盘下铺铝箔，再放上浸渍好的鱿鱼，烤箱190度烤半小时取出，再切成条状即可上桌。

这道茶香烤鱿鱼，深棕色泽、茶香幽幽、鱿鱼鲜香Q弹，是下酒的绝配。

根据以上创新思路，用茶叶做调料，能够产生非常别具一格的美味口感，尤其受到嗜茶人士的欢迎。茶馔美食试下来也获得一些有益的经验：

绿茶口感清淡，宜配清淡的菜肴，如龙井椒盐虾、毛峰鸡丁、碧螺春虾仁豆腐羹等等。

红茶普洱黑茶口感浓郁，宜配"浓油赤酱"菜肴，如金骏眉肉排、滇红香干、乌龙肘子、烤鱿鱼等等，这样匹配，能够对菜肴起到画龙点睛之效，而且许多老吃客，一听菜名，即跃跃欲试，本人很有成就感。

白卤

几年前,写过一篇"老卤炖美味",谈到从《清朝野史大观》里学到的一款烹调美味:努尔哈赤用来供奉"万里妈妈"的老卤,依法泡制,果然美味。如今这瓶老卤已经超过六岁,即使在三伏天,冷却后立即变成肉冻,显然胶原蛋白已经成为老卤的主要成分了。

太太喜欢吃卤豆干,阿姨从密封瓶里舀一勺老卤,加酱油香料和少量水与豆腐干同卤,即成老卤香干,早餐佐粥极受欢迎。

前段时间,突发奇想,这罐老卤是"红卤",卤菜酱汁浓郁,为什么不尝试白卤呢?

立即着手尝试。

老鸭一只三斤,洗净去尾去性腺,沸水氽去血沫。

大陶瓷煲一口,放100克盐、20克花椒、两块桂皮、几颗八角、半斤黄酒、10克黑胡椒颗粒、一调羹欧芹碎末,放入老鸭,加水盖没老鸭,煤气先大火煮沸,尝一下汤汁,要口感明显偏咸,这样卤出的老鸭口感咸淡适中。然后微火炖一小时,等老鸭烂熟,用漏勺舀出,放凉后大剪刀剪块装盆。

尝一下味道,精彩至极,比买来的盐水鸭更咸鲜入味,肉质也更丰腴。

找只大口密封瓶,用滤网滤去香料,倒入卤汁,放冰箱冷藏。

第二次，尝试白卤咸鸡。

草鸡一只，洗净去尾去头，陶瓷煲倒入白卤，加花椒、桂皮、陈皮、八角、黄酒和2调羹盐，大火煮沸转小火炖半小时，漏勺捞出草鸡，放凉后剪块装盆上桌。这款老卤咸鸡，比买现成的咸鸡煮熟，味道更鲜，肉质更嫩，好吃多了。

然后就是白卤凤爪。鸡脚500克，剪去指甲，沸水氽去血沫，放白卤卤熟，舀出鸡脚放入大碗，加十几颗泡椒和一勺白卤和少量冷开水，就成为泡椒凤爪了。

然后就是白卤门腔。猪舌两条，洗净去黏膜，沸水氽去血水，陶瓷煲放入猪舌、白卤，加盐、花椒、黑胡椒、桂皮茴香、丁香、黄酒，同煮45分钟，漏勺捞出门腔，放凉后切片装盆上桌，咸鲜满口的门腔，绝佳的下酒菜。

根据自己多年用老卤卤菜的探索尝试，特总结以下几条经验供读者参考：

一、不管红卤白卤，每周至少卤一次，这样，老卤历久弥新，"永葆青春"。放冰箱几个月不卤一次，最终老卤会变坏。

二、不是所有食材都可以卤的，红白老卤可卤猪、牛、鸡、鸭、鹅，但不宜卤羊肉、鱼虾蟹，因为羊肉鱼虾蟹有一股腥味，不仅会把老卤的风味全部杂糅变味，而且卤出的羊肉鱼虾蟹也很难吃。

同样也不建议卤素食，例如豆制品的豆干百叶和竹笋、芋艿之类，会把老卤弄坏。一定要卤，可以舀出一勺老卤，专门卤豆干百叶，卤完连汤带汁与食材一起舀入碗中。

三、每卤完一次，一定要用滤网滤去食物残渣和香料，并撇去浮油，再倒入大口密封瓶，这样能够保持老卤始终清澈见底，色香味不变。

四、每次卤新的食材，红卤加酱油、白卤加盐，然后加花椒桂皮茴香黄酒，甚至陈皮、茶叶。还可以加一些欧风香料：迷迭香、欧芹、黑胡椒颗粒、罗勒、牛至等等，探索增加新的风味。

家常美味的探索与实践

记得看一则逸闻，清朝末年，上海开埠，大批老外来上海经商定居，他们带来了西餐，一些中国人也学习西餐烹调，成为西餐厨师。一个老外，雇了一个中国人当西餐厨师，他烹调的"番菜"颇合老外口味。

某日，老外到厨房看中国厨师做早餐火腿煎蛋，只见厨师拿起一枚鸡蛋，破壳后扔进垃圾桶，再打一枚蛋倒入平底锅，老外十分不解问道："为什么第一只鸡蛋要扔掉？"厨师答曰："我拜西餐大厨为师，他煎蛋就是这样做的。"

后来老外偶遇这个西餐大厨，问他为何煎蛋扔掉第一个蛋，大厨笑曰："第一个蛋打开一看是坏蛋，当然扔掉。"老外恍然大悟，这个中国厨师看样学样，没问为什么，也未思考，结果邯郸学步闹笑话。

许多人居家下厨烹饪，都是从零开始学习，师傅通常是母亲外婆，学会炒菜做饭以后，往往容易陷入菜肴的食材的品种与数量、不同食材的组合搭配、烹饪方式包括煎炒蒸炸拌煮和油盐酱醋糖、葱姜蒜花椒八角桂皮等调料使用的思维定势，结果做出来菜的品种口味也形成固定模式，难以让家人耳目一新，大快朵颐。

烹调其实是一门艺术，不钻研不探究不创新不实践，就很难做出美味。

小时候，母亲会做"酱核桃"，当时短缺经济，核桃过年才凭票供应，难得吃到酱核桃，觉得简直是天下第一美味。

现在在食品店，经常可以买到"琥珀桃仁"，其实就是当年的酱核桃。

自己凭回忆试做，一次成功。

核桃仁500克，洗净备用。

炒菜锅放一杯水，加2调羹冰糖、3调羹六月鲜红酱油，水煮开，煤气大火，下核桃仁不断翻炒约20分钟，汤汁快收干时转小火，翻炒到汤汁完全收干。这种操作，火候与时间非常重要，火太大，时间太久，核桃仁容易发焦变苦，前功尽弃。然后起锅，把桃仁倒入铺了铝箔的烤箱铁盘，烤箱设置120度、40分钟吹风模式。到时打开烤箱，如果核桃仁已经干透即可拿出烤盘放凉装瓶，就是下酒饮茶的最佳拍档，咸甜松脆，非常好吃，核桃的营养价值大家都知道，这里不再详述。

前几天，儿子到"开市客"买了一大瓶碧根果仁，淡而无味，家里的小朋友不喜欢吃。

碧根果仁营养价值很高，蛋白质、氨基酸、多种维生素、微量元素含量非常丰富，对小朋友长身体非常好。

看到足有一公斤的碧根果仁乏人问津，我立刻想到用酱核桃的方式做酱碧根果。

炒菜锅放2杯水，约100克冰糖、50克六月鲜酱油，大火煮开，冰糖融化后倒入碧根果仁不断翻炒，直至汤汁收干，再倒入烤箱铁盘，120度40分钟吹风模式。到时间开烤箱，发现果仁尚未酥脆，再入烤箱100度烤10分钟，成功了。烤箱温度不宜设置超过150度，容易烤焦。开吹风模式，能够加快核桃仁的干燥速度。

每天早餐，小朋友的餐盘里除了苹果橘子、火腿三明治，还有十几颗酱碧根果仁，小朋友吃得不亦乐乎。

学校组织孙子文文全班去海昌海洋公园秋游，午餐自备，文文特意要妈妈另备一小罐碧根果仁，带去与同学分享，"爷爷做的碧根果，太好吃了。"

酱碧根果仁成功,我又用同样方法,创造了酱花生米。

花生米一公斤,洗净,放锅内用水煮2次去除涩味,再加水煮20分钟把花生米煮熟。

锅内加2杯水,约100克冰糖、50克六月鲜酱油,大火煮开,冰糖融化下花生米大火翻炒到汤汁收干。

然后再倒入烤箱铁盘,也是120度一小时,到时开烤箱看花生米尚未变干变脆,再加烤半小时,取出烤盘,花生米放凉后转入大瓶拧紧瓶盖,这又变成一种新的茶食和佐酒美味。

接着,再进一步,用同样方式自制椒盐花生米。

家里用锅炒花生米,往往容易炒焦。我活用酱核桃模式:锅内2大杯水,放一调羹盐(盐不宜多放,台先得花生米不受欢迎),两片桂皮、2个八角,水沸后倒入去涩煮熟的花生米,翻炒到汤汁收干,再放入烤箱铁盘,120度烤2小时,一大瓶自制椒盐花生米就成功了。

晚上,斟一小杯剑南春,装一盘椒盐花生米,浅斟细酌,十分快意。

炭火正旺

火锅是我国独创的美食烹饪方式,流传至今至少二千多年了。西汉海昏侯墓文物中出土了火锅实物。到北宋时代,火锅的吃法在民间已十分常见,汴京开封的酒馆,冬天已有火锅应市。南宋林洪的《山家清供》食谱中,便有同友人吃火锅的介绍。元代,火锅流传到蒙古一带,到了明清时期,火锅不仅在民间流行,而且成了一道著名的"宫廷菜",用料是山鸡等野味。到了清朝末期民国初期,在全国已形成了几十种不同的火锅而且各具特色。

一三三八年火锅从中国传入日本,日本称火锅为"寿喜烧"。火锅还传到美国、法国、英国等国家,但似乎已经变异到面目全非的地步了。那年在瑞士,吃过一次正宗瑞士奶酪火锅,这种火锅的汤汁竟然就是融化的奶酪,把切成四方的面包块蘸又热又稠的奶酪,然后直接吃,我吃了2小块,就腹满胸胀,第二天见到奶酪就饱了。

我家有一只八斤重的紫铜火锅,那是十多年前我在北京买的。这只火锅炉膛底是铸铁栅栏,直接烧炭,火力远大于电热火锅,而且用电火锅一根电线从桌上拖到地板,再接拖线板和插头,非常不方便,家里有小朋友,老担心会他们在餐厅跳跳蹦蹦绊到电线打翻火锅。

紫铜火锅用铜片一隔为二,可以使用鲜汤和麻辣两种汤汁,设计非常独具匠心。

这几天上海天气明显转冷入冬，火锅又开始上餐桌了。

吃火锅的准备工作：

一、准备食材

到开市客购肥牛片4斤90元、活鲍鱼10只60元，潮汕牛肉丸2包约30元、毛肚黄喉2斤100元。

菜场买活杀花鲢肉段4斤60元，自己切鱼片。

黄豆芽一斤3元、鸭血一盒5元、蛋饺2盒12元、油豆腐半斤4元、虾滑150克6包80元、鲜蘑菇一斤10元，洗净切片备用冬笋2斤50元去壳切片备用。

魔芋粉丝一盒5元，韩式火锅年糕条2包10元。

家里菜园拔香菜一斤、鸡毛菜一斤、菠菜一斤，洗净备用。

上午先炖一大锅冬笋火腿鸡汤，作为火锅汤料。再购重庆火锅底料一包8元。

网购几瓶芝麻花生酱，舀几调羹到大碗里，加六月鲜酱油、蒜蓉以及少量水拌匀，再加剁碎的小米椒和香菜，一份精彩蘸料就做成了。

二、点燃火锅

网购无烟果木炭一箱二十斤，50元，可以烧四五次。

餐桌上铺几块碗垫，再把与火锅配套的不锈钢盘子放碗垫上，盘内加2厘米高的冷水，防止火锅炉膛把餐桌烧焦。

火锅内倒入鸡汤，另外一半加重庆火锅底料，然后放入冬笋片、蘑菇片、鸭血、蛋饺、牛肉丸等食材。

用榔头把炭敲断为四五厘米见方，火锅炉膛底铺一层炭，准备一只旧盘子、一把炭钳，把七八块炭放煤气灶大火烧红，再用炭钳夹到盘子里，直接放进火锅炉膛，再把炭加满，然后用小朋友玩的碗口大小的电扇，斜搁在火锅灶门口直接吹，点燃效果比用手拿扇子扇快无数倍。

按照我的经验，用上述方法点燃火锅大约半小时，火锅就"翻江倒海"地沸腾，可持续至少2个半钟头，吃一顿火锅，时间够了。这时候可把火锅附件不锈钢烟囱套在火锅出风口，这种烟囱装了两扇风门，可以调节通风量，把风门关死，炭火就会逐渐熄灭，开大风门，火锅就熊熊燃烧。

我在餐桌边放了个纸箱，内垫垃圾袋，所有餐桌上的包装塑料袋、杂物都直接扔进去，这样餐桌上始终干干净净。

准备工作就绪，大家上桌。小朋友坐着、妈妈奶奶把他们喜欢的蛋饺、牛肉丸、笋片夹入碗中。

我和儿子嗜辣，就在半边的重庆火锅中涮牛肉鱼片毛肚黄喉，涮几分钟夹起，在蘸料中兜一圈，麻辣鲜香软腴，好吃极了。

一顿火锅至少2小时，吃到后来大家都饱了，于是，阿姨来收拾餐桌，我则准备让火锅熄火。

先准备一只铁桶，放半桶水。然后用炭钳夹出一块块通红的热炭，放进铁桶里水浸熄灭。把炉膛内的炭全部夹出，再把烟囱的风门关死，盖上火锅锅盖，半小时后火锅彻底熄火。用这种方式熄火，一方面能够杜绝火灾发生，其次就是避免余火把火锅内汤汁烧干，把火锅烧裂，而且铁桶内的炭，第二天夹出来，下次火锅还能用。铁桶内的水，就是草木灰水，浇在菜地里，是最佳的肥料。

阿姨倒掉锅内汤汁肴核，洗净火锅，下次再用。

美味的脆哨

改革开放以前的二三十年,食油是上海居民定量供应的稀罕物,每人每月半斤。四口之家2斤油维持一个月,加上肉蛋鱼虾都凭票供应,菜肴非常寡淡。

那时候,用猪油加点酱油拌饭,是小孩子最喜欢的美食。偶尔买到肥肉,妈妈把肥肉切丁熬猪油,家里孩子都眼巴巴地守候在旁边,等着又香又脆的猪油渣,每个孩子只能分到十几颗,真是"打耳光也不肯放"的。而且,似乎从来没有过瘾地大吃过一回——这是五零六零七零后另类美食记忆。

改革开放以后,我国经济发展日新月异,上世纪九十年代开始所有主副食品全部敞开供应,食油短缺很快成为历史。再也看不到妈妈让小孩子拎着油瓶去"拷"半斤豆油了。

家里油多了,加上各种似是而非的养生理论泛滥,人们普遍认为猪油胆固醇含量太高,炒菜应该用素油,猪油开始受到冷落,猪油渣也销声匿迹了。

其实,猪油与素油相比,未必占下风,《本草纲目》里收录了30多个以猪油做药的方子,并解释了猪油的功效:"甘,微寒,无毒,利肠胃,通小便,除五疸水肿,生毛发;破冷结,散宿血;利血脉,散风热,润肺。"

上海脍炙人口的阳春面，其中不可或缺画龙点睛之笔就是一勺滚烫的熟猪油。

熬猪油剩下的猪油渣，除了美味，吃了可以补充大量的能量，对于气血亏虚导致头晕、头痛的人群有很好的调节作用，还能够有效地调节低血压导致的诸多不适症状，当然，不建议大量吃经常吃猪油渣。

家里不熬猪油，到哪买猪油渣？我在淘宝拼多多上发现一种贵州特产：脆哨。

脆哨是贵阳市的一道特色风味小吃，用五花肉或纯精肉，加老生抽料酒等各种调料，巧手烹制，名曰脆哨。原名脆臊，意思是酥脆的肉臊子，但贵阳商贩只知道脆哨的发音，于是误将"臊"字写成了"哨"。

脆哨比猪油渣更好吃，因为一半多是精肉，香脆咸鲜，可以直接下酒佐餐，口感一流。

脆哨不贵，250 克一包二十多块，网购三天到家，开袋装入大口瓶，放半个月不会变软。

除了即食，我创作了几道以脆哨为食材的佳肴，颇受欢迎。

一、脆哨豆腐羹

盒装豆腐一盒，用小刀划成小块。一勺淀粉加水调匀。青蒜一根切碎备用。脆哨 2 调羹约 30 克。

炒菜锅放一碗高汤，无高汤清水亦可。煮沸后把豆腐放入，再加酱油少许，调味，然后下脆哨和水淀粉翻炒几下，煮沸后倒入青蒜末，起锅。

这道菜，软腴的豆腐加脆哨的鲜香脆爽，非常好吃。

二、蒜苗脆哨

蒜苗（蒜苔）400 克，小米椒 3 只切碎备用，脆哨 2 调羹约 30 克，老干妈豆豉一调羹。

蒜苗洗净，剪去老段，切一寸长。

起油锅，油热后下小米椒，翻炒几下，下蒜苗煸炒 2 分钟，加老干妈豆豉和脆哨、少量酱油一起再翻炒 1 分钟即可起锅装盆上桌。

这道菜，比蒜苗炒肉丝更好吃，佐餐下酒均宜。

三、脆哨蛋炒饭

鸡蛋 3 只，去壳打匀。胡萝卜丁约 100 克，青豆约 100 克，（放大碗加水，微波炉大火 5 分钟煮熟），脆哨 2 调羹约 30 克。

起油锅，先炒蛋到蛋液凝固，再下胡萝卜青豆一起翻炒，然后倒入一大碗冷饭一起翻炒到饭粒微焦，再倒入脆哨一起翻炒拌匀起锅。

油少许，放入胡萝卜丁小炒，放入脆哨，放入米饭。翻炒，放盐和少许酱油调味。最后出锅。

这是升级换代的蛋炒饭，小朋友的最爱。

四、脆哨茄子煲

茄子 4 根，洗净去蒂切滚刀块，老干妈豆豉一调羹，小米椒 3 只切碎备用，大蒜头 4 瓣去皮切碎、脆哨 30 克。

起油锅，下大蒜末、小米椒煸炒一分钟，再下茄子翻炒 3 分钟，加老干妈辣豆豉，酱油，少量水把茄子煮软，再下脆哨翻炒拌匀起锅装盆上桌。

五、红油脆哨面

准备好大骨汤，在锅中放入豆芽、适量西红柿；煮开后放盐、少许鸡精调味，香菜、香葱切碎待用；还可以加点炒过的酸菜。

另起锅把面条或米线煮好，捞出放入大碗，倒入调好味的大骨汤。

把豆芽和西红柿放在面的上面，加入脆哨、香菜、香葱、酸菜、红油辣椒，撒白胡椒面调味即可。

这就是以脆哨为食材的几道创新家常菜。大家还可以在此基础上与其他食材组合，做出更多美味。

妙用空气炸锅

上世纪八十年代中期，冰箱和洗衣机开始进入上海家庭。当时还处于低工资时代，一台双鹿冰箱价格一千多，需要一两年工资，洗衣机至少需要一年。当上海男人提出买冰箱洗衣机，许多太太一口回绝："买啥洗衣机冰箱？屋里厢摆得落吗？冰箱冰啥么事？冰泡饭啊！洗衣机？我就是洗衣机！"

现在，冰箱洗衣机早已成为家庭必备的标配，这些太太们的回答现在来看，就是笑话。

这种笑话，现在却以另外一种方式流传。网络上经常出现"厨房十大无用电器"文章，空气炸锅、豆浆机、洗碗机、榨汁机、烤箱等都位居前列。

其实，这是靠吃外卖度日年轻人的一种无知言论，他们基本不下厨，不会用这些厨房利器，买了放在厨房占位置吃灰尘，然后开始抱怨。

以空气炸锅为例，从诞生至今不超过十年。许多人不懂空气炸锅的原理和使用技巧，于是就莫名其妙地排斥。

我十年前就购买空气炸锅，那时国内尚未生产，进口名牌，一千多一台。最近几年，国内小家电厂商都开始生产并上市，价格也直线下降，二百多一台，比进口货更耐用更方便。

空气炸锅的原理不复杂,其实就是电烤箱加电热风扇,因为有了热风循环,使锅内食材受热更均匀,食物用不着翻面,通体焦黄香脆,而且完全不同于油炸商品,空气炸锅用油量极小,但同样起到油炸效果。

介绍几款空气炸锅美食:

炸薯条

小朋友非常喜欢吃炸薯条,但家里很难做出来,有了空气炸锅,一切迎刃而解。

大土豆2只约300克,洗净去皮,切成小指粗细的条状,用清水洗一遍,晾干水分,舀一小勺食用油(约3克),加2克细盐拌匀薯条备用。

空气炸锅锅底垫放一张空气炸锅专用纸碗(网购),设置180度预热5分钟,再放入薯条,然后炸15分钟,拉开炸锅看一下,如果薯条偏软,再炸10分钟即可出锅装盆。焦黄香脆的薯条,再加一小碟番茄酱,成本不超过3元,想吃随时可做。

烘山芋

上海人很喜欢吃烘山芋,街头经常有卖。烘山芋要趁热吃,冷了就不好吃。买了拿到家里已经变冷,所以许多美女只好在街上大嚼,有时脸上沾了烘山芋外皮的焦黑,相当狼狈。

家里自制空气炸锅烘山芋,非常简单。

菜场买广东红皮黄心红薯,挑长约15厘米、茶杯口粗细,外皮艳红无黑斑的红薯回家后洗净,空气炸锅里可放2只,设置200度45分钟取出。

外皮焦脆滚烫,内芯软糯香甜的烘山芋端上桌,用刀切成几块装小碟,大快朵颐。

烘油条

油条一定要趁热吃刚出锅的。在油条摊旁边,一碗咸豆浆加焦脆的热油条,绝对是美味享受。

早晨去油条摊买油条,到家已经变冷变软,油条的神韵全无。

有了空气炸锅,在自己家里的餐桌上吃热油条加用豆浆机做的热豆浆，可以重现在油条摊边的现场感受。

在许多菜场的切面店，有一种工厂生产的、供建筑工地早餐的油条出售，一包10根12元，比油条摊便宜一倍以上。

买一包这种油条。到家后取出几根，把油条剪成三段，放入空气炸锅，设置160度6分钟，出锅装盆上桌。

再准备几只饭碗，碗内放榨菜末、紫菜、虾皮、少量酱油，倒入滚烫的豆浆，再滴上几滴艳红的辣油，一碗咸豆浆就成功了。

金黄焦脆的油条加自制咸豆浆，再配上酱菜、皮蛋、肉松、白粥，这种早餐，谁会拒绝？

丝瓜老油条

空气炸锅油条还可以做一道美食：丝瓜老油条。

菜场买几根嫩丝瓜，切蒂刨去皮，切滚刀块备用。

油条剪成3厘米小段，放空气炸锅160度8分钟，出来就是上海话讲的"老油条"。这是早晨买的油条放到晚上，把变软的油条放油锅内再炸一遍，油条变得通体焦脆，上海人非常懂得吃，用这种老油条炒丝瓜，绝配。

起油锅，油沸后下丝瓜煸炒3分钟，再下老油条段，加盐和少量酱油，一起翻炒2分钟即可起锅装盆上桌。

这道菜，丝瓜"碧绿生青"软糯，老油条吸饱了汤汁，又脆又鲜，非常好吃。

空气炸锅还可以自创各种美食。它的最大优点：既保持了油炸食品的香脆，但基本不用起油锅，这是许多偏好油炸食品又怕油的人们的最佳厨房利器。

三十多人的家宴

新冠肆虐，上海市民足不出户超过半年。长期蜷缩在家不能外出，年轻人和小朋友有点忍无可忍了。

七月以后，全上海除了极少数社区楼宇被划为中风险地区，全市封控解除，亲朋好友开始恢复走动。

我家经常举行家宴，以前通常是三四对夫妇四五个孩子，这次儿子决定 8 月 21 日举行家宴，共邀请 8 对夫妇 12 个孩子来我家聚会，规模史无前例。邀请一发出，立刻得到热烈响应。

准备工作一周前就开始了。按照惯例，我是主厨加采购，于是，先拟菜单，经过几次讨论，菜单如下：

冷菜：捞汁海鲜、卤煮花生、芹菜蛋皮、麻辣鸭头（外送）、萧山萝卜干炒毛豆、白切羊肉、老卤牛腱、美味泡菜、腊味鸭舌（外送）、生菜色拉

热菜：

青椒白肚、油焖茭白、脆哨番茄丝瓜炒蛋、泡豆角肉糜、霉干菜焖肉、辣子鸡丁、奶油蘑菇菜心、炸鸡块（外送）

汤： 松茸腌笃鲜

主食： 羊肉泡馍、菜肉煎饺

酒： 大吟酿清酒、梅酒、麦卡伦威士忌、五粮液、白葡萄酒

饮料： 鲜果汁、可乐、椰汁、鲜榨西瓜汁。

水果： 芒果、上海蜜梨、

小朋友们全部吃披萨炸鸡块，定了 8 只 12 吋各种配料的披萨。

采购提前 2 天进行，按照菜单和 20 人的规模，一样样买齐。

一些耗时的菜肴，如老卤牛腱、白切羊肉、卤花生、霉干菜焖肉、提前一天烹饪，放入冰箱冷藏。其他菜肴，21 日清晨开始洗切烧。

介绍几款创新菜：

捞汁小海鲜（这是儿媳的拿手菜）：

鲜鲍鱼、活草虾、活蛏子、鲜望潮（小章鱼）、活蛤蜊、活花甲、活花螺（可随意组合），洗净去须，沸水氽熟，去壳，放入不锈钢大碗，加一只柠檬榨出的汁、老抽、蚝油、盐、白葡萄酒、适量凉开水拌匀，即可上桌。

松茸腌笃鲜：

腌笃鲜的竹笋，现在早已下市。在菜场看到云南出产的甜笋，一只一斤多，非常鲜嫩，买两只，正好朋友从西藏快递来的鲜松茸，取 6 只洗净切厚片，放入腌笃鲜汤内同煮。这道松茸腌笃鲜，上桌获得满堂彩，一大锅请客而尽。

最近买了一只玻璃泡菜坛，很大，可泡制五六斤蔬菜。提前 4 天泡豇豆、提前 2 天泡卷心菜，然后用泡豇豆加十几只泡小米椒炒肉糜，加一大勺白糖，酸甜微辣适口，尤其适合做下酒菜。

泡卷心菜加泡胡萝卜，切碎，加少量白糖和陕西油辣子拌匀，极爽口。

羊肉泡馍： 儿子网购宁夏盐池特产盐滩羊肉，非常鲜嫩，阿姨把所有的肥肉筋膜剔除干净，整块羊肉放入大锅，加花椒、白酒、桔皮氽去血水，洗净，再放入大锅，加一只切碎的洋葱、一根胡萝卜切滚刀块、花椒、陈皮、迷迭香、桂皮、茴香、一大块陈皮和少量白酒，水加满大锅，先煮沸撇去浮沫，再转小火炖一小时，羊肉出锅，羊汤再加黑木耳金针菜煮沸，加盐调味，用这种方法炖羊肉，一点不带膻味。

网购切成小丁的羊肉泡馍一大包，放空气炸锅 120 度 5 分钟，取出。

小碗舀羊肉汤，加白切羊肉几片和一勺泡馍，洒一调羹香菜，羊肉泡馍就成功了，再加一勺油泼辣子，又鲜又辣又丰腴，口味一流。

家里买了一台小型制冰机，倒入纯净水，2小时可做一个冰桶的冰块。

客厅的长餐桌能坐十人，再用4只折叠桌拼接，整个餐桌延长到6米，坐20个人很宽敞，所有菜肴均分为两盘,。

全部用一次性杯盘碗碟，桌上铺一次性薄膜台布，散席后把台布一收，所有残肴杯盘碗筷悉数在内，倒入垃圾桶，省却了收碟洗碗筷之累。

12个小朋友大的十岁、小的四五岁，在地下室看投影动画片、玩桌游"德国心脏病"、吃披萨喝果汁。

我事先与小区门卫打招呼，今天有好几家朋友来做客。十一点过后，客人陆续到。

一点正式开席，朋友们最长的近一年未聚，非常高兴，看到满桌美味，非常感叹我的辛勤劳动，我说："厨师的最大快乐，就是自己的作品被欣赏和被饕餮。"

朋友们各取所需，有的喝加冰块的清酒或威士忌，有几位对白酒情有独钟，我和他们一起喝五粮液，一小口白酒加一筷蘸酱料的白切羊肉，真是绝配。泡菜系列的泡豆角肉糜、美味泡菜也极受欢迎，女士们偏爱清酒配捞汁小海鲜。大家边吃边聊，我则抽空去炒青椒白肚，奶油菜心。整场聚会，一直持续到深夜，阿姨再做了两大锅生煎菜肉水饺。晚上十点，大家极为尽兴，告辞回家。